Johannes Pausch · Gert Böhm
Gesundheit aus dem Kloster

Johannes Pausch · Gert Böhm

Gesundheit aus dem Kloster

Altes Heilwissen für Körper,
Geist und Seele

Anaconda

Lizenzausgabe mit freundlicher Genehmigung
Titel der Originalausgabe: *Gesundheit aus dem Kloster. Heilwissen ohne Risiken und Nebenwirkungen*
© Verlag Herder GmbH, Freiburg 2004

Die Deutsche Nationalbibliothek verzeichnet diese Publikation in der Deutschen Nationalbibliografie; detaillierte bibliografische Daten sind im Internet unter http://dnb.d-nb.de abrufbar.

© dieser Ausgabe 2010 Anaconda Verlag GmbH, Köln
Alle Rechte vorbehalten.
Umschlagmotive: iStockphoto.com
Umschlaggestaltung: Druckfrei. Dagmar Herrmann, Köln
Satz und Layout: InterMedia, Ratingen
Printed in Czech Republic 2010
ISBN 978-3-86647-510-6
www.anacondaverlag.de
info@anaconda-verlag.de

Inhalt

Einführung: Klostermedizin –
Altes Wissen für Leib und Seele

Klostermedizin ist »in« – und mit gutem Grund. In einer Zeit höchst entwickelter Medizin und Medizintechnik haben offenbar viele Menschen ein Bedürfnis nach durchschaubaren, sanften Heilweisen, wie sie über Jahrhunderte von Mönchen und Nonnen in den Klöstern praktiziert wurden. Und immer öfter findet man – in privaten Gärten, aber auch in den Anlagen von Wellness-Hotels oder einfach nur als touristische Attraktion – blühende, kunstvoll gestaltete Kräutergärten, und manche von ihnen sind sogar den alten »Modellen« nachempfunden.

Die Klostermedizin umfasst in der Tat auch den Anbau und die Anwendung von heilenden Kräutern. Aber sie geht von Anfang an auch weit darüber hinaus: Ihr eigentliches Thema sind die vielfältigen Zusammenhänge von Leib und Seele, von denen es abhängt, ob ein Mensch gesund oder krank ist. Das bedeutet jedoch nicht, dass der einzelne Mensch isoliert betrachtet wird: Im gleichen Maße, wie er auf die Beziehung zu sich selbst achten soll, soll er seine Beziehungen zu anderen Menschen betrachten, sein Eingebettetsein in die Schöpfung und seine Beziehung zur transzendenten Wirklichkeit, zu Gott.

In diesem Sinne möchte die Klostermedizin zu einer vernünftigen Lebensgestaltung anregen. Das Herzstück dieser Lebensgestaltung ist immer das rechte Maß. Dazu gehört vor allem auch der richtige Lebensrhythmus: eine ausgewogene Ernährung (auch mit Zeiten des Fastens), ein gesunder Wechsel von Schlafen und Wachsein, von Ruhe und Bewegung, von Spannung und Entspannung, von Arbeit und Pause. Eine solche Lebensweise wirkt vorbeugend, so dass es zu vielen Krankheiten gar nicht erst kommt, und sie pflegt und stärkt die Selbstheilungskräfte.

Dieses Grundkonzept der Klostermedizin ist eine Antwort auf drängende Fragen der Gegenwart – und zugleich eine in langer Erfahrung und Praxis bewährte Antwort. Zwar werden sich die Erfolge nicht von heute auf morgen einstellen: Die spirituelle Entwicklung des Menschen erfordert Geduld. Aber in Zeiten, da das Gesundheitssystem kaum noch bezahlbar ist, kann sie zum Schlüssel für ein neues Denken in der Medizin werden.

Typisch für die heutige Zeit sind die so genannten (oft lebensbedrohlichen) »Zivilisationskrankheiten« wie Herz-Kreislauf-Leiden, Diabetes, Ernährungsstörungen, Allergien, Bluthochdruck, auch Krebs oder Demenz im Alter. Immer häufiger leiden die Menschen auch unter psychischen Erkrankungen wie Angst oder Depressionen – allein in Deutschland sind es laut Statistik vier Millionen – oder an verschiedenen Suchtkrankheiten. Und sehr häufig verbinden sich zudem die psychischen Krankheiten mit den körperlichen.

Ein besonders »fruchtbarer« Nährboden für solche Krankheiten ist Stress, vor allem dauerhafter physischer *und* psychischer Stress. In diesem Zustand kommt der Mensch nicht mehr zur Ruhe, steht – in der Arbeit, mit seinen Terminen, in seiner physischen Leistung – dauernd unter Druck und weiß nicht mehr ein noch aus. Er hat den Urrhythmus des Lebens verloren und ist nicht mehr Herr seines Handelns.

Noch schlimmer wird es, wenn diese Menschen glauben, dass am eigenen Stress immer die anderen schuld seien. Damit entziehen sie sich der Verantwortung für ihr eigenes Leben. Häufig versuchen sie dann, mit Medikamenten oder Drogen einen Ausgleich zu schaffen. Die Dinge, die eine Befreiung vom Stress sein sollen, sind aber in Wahrheit nur Fesseln, die sie immer mehr in diesem Teufelskreis festhalten.

Der Blick in die Geschichte zeigt: Vergleichbar gefährliche Zivilisationskrankheiten hat es in so massierter Form noch nie gegeben. Offensichtlich sind bei den Menschen im Laufe der Zeit Entwicklungen eingetreten, die den Ausbruch dieser Leiden begünstigen. Wo liegen die Ursachen?

Vermutlich sind den Menschen die Maßstäbe fürs Leben verloren gegangen. Sie haben keine Wurzeln mehr, keine wirkliche Heimat, keine Beziehungen, oft nicht einmal mehr zu sich selber – und schon gar nicht zu einer transzendenten Wirklichkeit. Sie leiden daher unter dem Verlust ihrer Identität und können die grundlegenden Fragen ihres Lebens nicht mehr beantworten: Wer bin ich? Woher komme ich? Wohin gehe ich? Was hat mein Leben für einen Sinn?

Auf dem Hintergrund solcher Fragen und Probleme kann die Klostermedizin Perspektiven aufzeigen, die einerseits sehr alt sind, andererseits aber oft auch überraschend neu und aktuell wirken. Denn die ganzheitliche Sicht von Gesundheit und Heilung, durch die sie sich auszeichnet, ist heute weitgehend verloren gegangen.

Die Tradition des Heilwissens, die wir heute Klostermedizin nennen, ist fast ausschließlich im Orden und der Tradition des heiligen Benedikt zu Hause. Er gründete Anfang des 6. Jahrhunderts in Mittelitalien mehrere Klöster und verfasste für sie eine Regel, die in den folgenden Jahrhunderten immer mehr zu *der* Mönchsregel des Abendlandes wurde.

Die Regel Benedikts ist die Anleitung zu einer Spiritualität, die den Menschen ganzheitlich betrachtet. Und seine Anleitungen hatten die Gestaltung des ganzen Lebens zum Ziel. »Wenn du ein gutes Leben haben willst«, so kann man einen seiner Grundsätze formulieren, »dann halte dich an diese spirituellen Regeln.«

Beim heiligen Benedikt geht es also immer um das Heilwerden des Menschen in seiner Leib-Seele-Einheit: Eine Trennung von Leib, Seele und Geist hat es bei ihm nicht gegeben. Er selbst macht in seiner Regel auch noch keine konkreten Vorschläge zur medizinischen Behandlung bestimmter Krankheiten. Aber auf der Grundlage seiner Sicht des Menschen entstanden in den Klöstern später auch Werke, die in einem engeren Sinne der Heilkunde gewidmet sind. Die wohl bekanntesten davon stammen von der großen Äbtissin Hildegard von Bingen, die im 12. Jahrhundert lebte.

Der heilige Benedikt hat seine Ordensregel für Mönche verfasst. Aber die darin enthaltenen Empfehlungen gelten genauso für die Menschen außerhalb der Klöster. Denn die Entwicklung der eigenen Spiritualität, die ein wesentlicher Faktor für Gesundheit und Heilung werden kann, ist nicht durch Klostermauern begrenzt. Diese Empfehlungen sozusagen zu »übersetzen«, also zu zeigen, wie sie für heutige Menschen fruchtbar gemacht werden können, ist eines der Grundanliegen dieses Buches.

Wie gesagt: Die Klostermedizin hat nicht unterschieden zwischen körperlichen und psychischen Leiden, sondern hat den Menschen immer als Einheit gesehen – und folgerichtig versucht, die Ursachen einer Krankheit ebenfalls ganzheitlich wahrzunehmen und einen Heilungsprozess auf allen Ebenen einzuleiten. Und der heilige Benedikt war auch der Überzeugung, dass ein Mensch, der in einer tiefen Gottesbeziehung lebt, innerlich und äußerlich eher heil ist als andere. Ein solcher Mensch kann sein Leben mit Gelassenheit gestalten, auch weil er seine eigenen Schwächen kennt – und mit ihnen zu leben weiß.

Mit anderen Worten: Der Mensch ist ein Wesen, in dem körperliche, seelische und geistige Zustände sich zu einem komplizierten Beziehungsgeflecht vernetzen. Zwischen allen drei Erfahrungsebenen gibt es – für uns oft undurchschaubare – Zusammenhänge. Die Organe mit ihren unterschiedlichen Funktionen, die Zellverbände und Zellen stehen auf wunderbare Weise miteinander in Beziehung – und dieses »Netzwerk« des Körpers ist innig verflochten und verwoben mit dem Denken und Fühlen des ganzen Menschen, der wiederum als Teil der Schöpfung eingebunden ist in große kosmische Zusammenhänge. Alles hängt mit allem zusammen, jedes Teil gibt und nimmt – das gilt für die kleinste Körperzelle wie für das faszinierende Ineinandergreifen der universalen Ordnung.

Wenn nun auf einer der drei Ebenen im Menschen eine Störung, eine Krankheit auftritt, dann hat das sofort auch Folgen für die anderen Ebenen. Und wenn die Beziehungen zu den anderen Menschen, zur Schöpfung oder zu Gott gestört sind, dann hat das auch unmittelbare Rückwirkungen auf den einzelnen Menschen selbst und seine Gesundheit. Umgekehrt bedeutet eine Rückkehr zum rechten Maß und zum richtigen Rhythmus eine Stärkung der natürlichen Selbstheilungskräfte, die im Menschen liegen.

Neben der Aktivierung der Selbstheilungskräfte ist die Vorbeugung die zweite Säule des klösterlichen Heilwirkens. Benedikt meint: Es ist besser, vorauszuschauen und vorzubeugen, als im Nachhinein zu reagieren. Auch sonst setzt sich heute allmählich wieder die Erkenntnis durch, dass eine vorausschauende Lebensweise für die Gesundheit der Menschen besser (und billiger!) ist als die Behandlung im Akutfall. Die Klostermedizin beschreibt zwar auch den Umgang mit Krankheiten, vor allem aber will sie die Gesundheit vorbeugend erhalten. Sie packt also das Problem an der Wurzel an, indem sie den Menschen zu einer sinnvollen Lebensgestaltung anleitet. Deshalb darf man die Klostermedizin auch nicht auf die Heilkräuterkunde einengen, die zwar gut und wirksam ist, aber eben nur einen kleinen Ausschnitt des Ganzen darstellt.

Viele, die solchen Thesen misstrauen, haben scheinbar stichhaltige Gegenargumente zur Hand – zum Beispiel die Tatsache, dass früher die Lebenserwartung der Menschen deutlich geringer war als heute. Ist das nicht ein Beweis dafür, dass es der Schulmedizin mit ihren Methoden und Medikamenten besser gelingt, das Leben der Menschen verlängern?

Ja und nein.

Die Statistik zeigt in der Tat, dass die Menschen in den modernen Gesellschaften länger leben als ihre Vorfahren. Jedes zweite Mädchen, das heute zur Welt kommt, wird – so die wissenschaftlichen Prognosen – seinen hundertsten Geburtstag feiern können. Allerdings sinkt im hohen Alter die Lebensqualität mit jedem Jahr rapide. Es wäre wunderbar, wenn die Menschen neunzig oder hundert Jahre alt würden – in einem erfüllten Leben, bei körperlicher und geistiger Frische. Aber die Realität sieht leider anders aus. Mit knapp sechzig werden sie – oft noch topfit – in den Ruhestand geschickt, in dem sie dann häufig schnell abbauen, weil sie keine Möglichkeit mehr sehen, ihr Leben kreativ zu gestalten. Wie oft werden diese Männer und Frauen dann schon zehn, fünfzehn Jahre später pflegebedürftig. Ihr physischer und psychischer Zustand ist nicht selten zum Erbarmen, oft halten nur Tabletten und Spritzen die alten Menschen am Leben. Natürlich will keiner früh sterben. Aber ist so ein Leben wirklich erstrebenswert?

Die Klostermedizin denkt anders: Sie will dem Menschen in jedem Alter zu einer sinnvollen Grundhaltung im Leben verhelfen. Er soll seine Kindheit, seine Jugend, das Erwachsensein sinnvoll gestalten, damit er auch im Alter ein erfülltes und erfüllendes Leben – mitten im Kreis anderer Menschen – führen kann.

Und in der Tat wäre es ein schlimmes Missverständnis, wenn man uns so verstehen würde, als ob wir die Methoden der modernen Medizin austauschen wollten gegen eine Klostermedizin aus dem Mittelalter und deren Heilkräuterlehre. Im Gegenteil: das alte und das neue Wissen gegen Krankheiten und für die Gesundheit sollten sich ergänzen – das wäre der Königsweg. Viele Krankheiten erfordern natürlich den Spezialisten – vom Chirurgen bis zum Neurologen. Aber diese Fachleute behandeln meist nur ganz bestimmte, eingegrenzte Leiden. Daneben gibt es die vielen alltäglicheren Erkrankungen, mit denen sich die Menschen herumschlagen. Um diese Leiden zu kurieren, erscheint es sinnvoll, dass sich die Kranken neben ihrem Arzt auch an andere Menschen wenden, die ihnen mit Rat und Tat helfen können. Dazu gehören übrigens auch Selbsthilfegruppen, die auf vielen Gebieten Erstaunliches leisten.

Nach dem Gesagten wird es fast schon von selbst klar geworden sein: Auch die herrlichen Kräutergärten, die von den Klöstern angelegt wurden, dürfen nicht bloß als Produktionsstätten für Heilkräuter verstanden werden, gewissermaßen als Vorläufer heutiger pharmazeutischer Fabriken. Sicherlich: Die Mönche und Nonnen haben aus dem Erfahrungswissen der Antike, vor allem aus Indien und den arabischen Ländern, sowie aus ihrer eigenen Naturbeobachtung die Pflanzen und deren Wirkweisen gekannt und sorgfältig weiterentwickelt. Das war der Anfang der Naturheilkunde. Sie wussten aber vor allem auch, dass der Mensch in enger Beziehung zur Schöpfung steht. Wenn eine Störung eintrat und sich als Krankheit materialisierte, konnte Heilung aus der Schöpfung selber kommen – in Form von Pflanzen und Mineralien. Und weil die Mönche ihre Kräutergärten nicht nur als Produktionsflächen für pflanzliche Rohstoffe angesehen haben, sondern als blühende und duftende Herrlichkeit, die der Seele gut tat, wurden die Gärten besonders sinnvoll angelegt und gepflegt.

So gilt auch hier: Diejenigen, die hoffen, dass sie mit den Kräutern aus dem Klostergarten oder mit einem Gläschen Klosterlikör ihrem Leib und ihrer Seele etwas Gutes tun, sollen nicht enttäuscht werden. Aber mindestens ebenso wichtig ist es, das Bewusstsein wiederzugewinnen, dass eine spirituelle Dimension für echte Heilung unerlässlich ist. Es kommt darauf an, die beiden getrennten Welten, die spirituelle und die materielle, einander wieder näher zu bringen.

Dazu will dieses Buch im Geiste des heiligen Benedikt und seiner Nachfolger einen Beitrag leisten.

1. Spirituelle Heilkräfte

Von Krankheit als Erfahrung und Weg

Die meisten Menschen betrachten eine Krankheit ausschließlich als einen störenden, schmerzenden Zustand, den sie so schnell wie möglich wieder loswerden wollen. In ihr wird dann lediglich die Störung der Gesundheit, die Bedrohung gesehen, die ja vielleicht sogar Lebensgefahr sein kann. Aber eine Krankheit kann Leben auch fördern. Das gilt nicht nur bei Kindern, bei denen Krankheiten das Leben zugleich gefährden und entwickeln helfen, weil sie, zum Beispiel, das Immunsystem stabilisieren. Auch einem Erwachsenen, der nie Krankheit oder Leid erfahren hat, ist ein bedeutender Teil des Lebens verloren gegangen.

Es genügt also nicht, der Krankheit möglichst schnell entkommen zu wollen. Mindestens ebenso wichtig ist es, auf den tieferen Sinn zu achten, auf den Gesundheit und Krankheit hinweisen, und zu sehen, welche Erfahrungen durch sie ermöglicht werden.

In den modernen Gesellschaften hat der Mensch weitgehend verlernt, seiner Krankheit bewusst mit offenen Sinnen zu begegnen, sie wahrzunehmen und nach ihrer Ursache zu fragen: das ist vielleicht auch eine Kränkung, die ihm vom Ehepartner zugefügt wurde, vielleicht Ärger im Büro, der sich zum Magengeschwür entwickelt hat, vielleicht habsüchtige Börsengeschäfte, die ihn in den Herzinfarkt getrieben haben. Mag sein, dass ihm die Krankheit auch Klarheit verschafft über seine gescheiterten Beziehungen – zu anderen Menschen, zur eigenen Leiblichkeit, zur Natur, vielleicht zu Gott. Viele Menschen werden krank, weil sie sich nur noch mit Götzen, den selbstgemachten Göttern, umgeben und ihr Leben nach ihnen ausrichten. Diese »goldenen Kälber« kommen oft in »Verkleidungen« daher – hier als ein tolles elektronisches Gerät, dort als Geld oder Ruhm, nicht selten als berufliche Karriere oder als Villa im Grünen. Aber diese Götzen, heißt es in der Bibel, »haben Augen und sehen nicht, haben Ohren und hören nicht, kein Hauch kommt aus ihrem Mund«. Es sind leblose, das Leben nicht fördernde Wesen, und das Nachsinnen über die eigene Krankheit kann sie entlarven. So wird die Krankheit zu einer Chance!

Die erste Stufe, um eine Krankheit zu verstehen und sie zu heilen, ist, so sagen die Mönche, Demut: die Ehrfurcht vor Gott, der auf für uns unbegreifliche Weise alles in seinen Händen hält. Im Schmerz kann der Mensch erkennen, dass ihn seine Götzen in die Irre geführt haben – was nützen ihm seine »goldenen Kälber«, wenn er dabei seine Gesundheit, seine Beziehungen, seinen Leib und seine Seele, sein Leben verliert! In der Krankheit kann der Mensch erahnen, dass es jenseits seiner Götzen noch eine andere Realität gibt, die nicht nur von dieser (materiellen) Welt ist. Wenn ein Mensch Dunkelheit, Leid, Krankheit, Enttäuschungen durchschritten hat, kann er Gott erfahren – und die Gewissheit, dass sich nach dem Sterben neues Leben öffnet. Zu dieser tieferen Erfahrung gelangt man nicht gleichsam mit dem Schleudersitz, sondern durch einen Prozess, der oft lange dauert und mit Schmerzen und Leid, aber auch mit Trost und Freude verbunden ist. Der heilige Benedikt sieht das Leben als einen Weg, der durch Höhen und Tiefen geht und auf dem man anfangs noch Angst hat, aber auf dem sich im Laufe der Zeit auch Liebe und Vertrauen entwickeln, sodass die die Angst schwindet.

Theologisch kann man sagen: In seinem Leben wird jeder Mensch auch mit der Sünde und mit seinem eigenen Versagen konfrontiert. Sünde bedeutet von der Herkunft des Wortes her »Absonderung«: mit der Sünde verlässt der Mensch seinen Pfad, der ihn durchs Leben führt – er sondert sich ab, nicht nur von sich selbst, sondern auch von anderen und von Gott. Die Zehn Gebote, auch die Menschenrechte oder die Charta der Vereinten Nationen – dies alles sind Regeln auf der Basis gemeinsamer Werte, die ihren Ursprung in Gott haben und dem Menschen entsprechen. Sie sind wie Leitplanken, die nicht nur den Lebensweg der Menschen gleichsam nach links und rechts absichern, sondern ihm auch zur rechten Balance verhelfen und so Gesundheit und Wohlbefinden an Leib und Seele schenken. Wer dagegen verstößt, verlässt die Gemeinschaft mit den anderen und verliert auch das Einssein mit sich selbst. Mit seinem freien Willen kann der Mensch sich jederzeit gegen das Leben entscheiden – und die Praxis zeigt, dass viele Menschen es auch wirklich tun.

In solchen Sekunden der Entscheidung glaubt der Mensch zum Beispiel, er könne sich durch eine kleine Mogelei einen Vorteil verschaffen – und betrügt sich selbst und sein eigenes Leben. Manchmal ist ihm sein Versagen bewusst, weil ihn das Gewissen plagt, wenn er sich gegen das Leben stellt. Viele Menschen haben aber auch dieses innere Wissen zerstört und zerstören damit sich selber und andere.

Schon im Mittelalter sagten die großen Mystiker, dass »sünd-haftes« Denken und Handeln sich unmittelbar auf den Körper auswirkt. Wer sich also mit Betrügereien und Lügen gewissenlos durchs Leben schlägt, muss damit rechnen, dass er all dies an Leib und Seele spüren wird. In früheren Zeiten verwendete man in diesem Zusammenhang einen Begriff, den sich heute kaum noch jemand in den Mund zu nehmen traut: die Sündenstrafe, die (wie man sagte) jeder bösen Tat folgte. Gemeint waren damit die Kon-sequenzen, die sich aus dem sündigen, absondernden Verhalten ergaben – die Ähnlichkeit zum Prinzip des Karma im Buddhis-mus ist verblüffend. Denn auch dort gilt: Jede Tat, ob gut oder böse, hat unmittelbare Auswirkungen auf das Leben. Im Bud-dhismus wird jede Sünde registriert, und dieses Sündenregister begleitet nach der Überzeugung der Buddhisten den Menschen wie ein spirituelles Konto durch all seine Wiedergeburten. Das Christentum bietet dem Menschen einen Weg aus diesem Ver-hängnis: Anders als im Buddhismus, dessen Gerechtigkeitsprin-zip gnadenlos ist, vergibt Christus dem, der umkehrt und sich wieder dem Leben zuwendet, alle Sünden und nimmt seine Seele zu sich.

In der Klostermedizin wird der Mensch nach dem gleichen Prinzip zum Heil geführt: Sünde und Versagen werden dem Mönch, dem Menschen vergeben, wenn er sich sein falsches Handeln, seine Absonderung vom Leben bewusst macht. Das geschieht, so die Ordensregel, am sinnvollsten dadurch, dass der Mönch tatsächlich von den anderen abgetrennt wird. Interessanterweise sieht der heilige Benedikt dasselbe auch für Kranke vor, denen er ebenfalls einen gesonderten Raum gibt. Offenbar braucht also ein Bewusstwerdungsprozess eigene Räume und eigene Zeiten, damit die Rückkehr ins Leben erleichtert wird. In der Abgeschiedenheit kommt ein Mensch, der sich – ob bewusst oder unbewusst – gegen das Leben gestellt hat, wieder mit sich und mit anderen ins Reine.

Von der Ehrfurcht vor dem Leben

Ehrfurcht vor dem Leben ist das Wissen um die Verantwortung des Menschen gegenüber sich selbst, gegenüber anderen und gegenüber der Schöpfung. Jeder trägt dieses Wissen in seinem Herzen. Ehrfurcht ist die erste Stufe der Demut, sagt der heilige Benedikt. Dazu gehört auch die Ehrfurcht vor eigenen und fremden Schwächen – und auch vor den Sünden der Menschen. Wer andere wegen ihrer Fehler verurteilt, verweigert ihnen und sich selbst die Chance zur Entwicklung. Der sensible, ehrfürchtige Umgang mit den Sünden und Schwächen eines Menschen ist für ihn der Beginn seiner Heilung. In unserer lieblosen Erfolgsgesellschaft wird diese Erkenntnis kaum noch beachtet. Ehrfurcht vor dem anderen, vor der Natur und der Schöpfung, auch Ehrfurcht vor Gott – diese menschliche Grundhaltung muss immer wieder neu erworben werden.

Deshalb ist es gut, wenn die Menschen diese Haltung wieder neu lernen. Das gilt schon für Kinder auf ihrem Weg ins Leben: Wegwerfspielzeug aus Plastik, virtuelle Spiele am PC, stundenlanges Hocken vor dem Fernseher – das ist nicht der Lebensraum, in dem Ehrfurcht entstehen kann. Um sie entwickeln zu können, brauchen die Menschen von Kind an besondere Räume und Zeiten – Ehrfurcht lässt sich nicht nebenbei erlernen. Ehrfurcht zu haben heißt: etwas und jemanden zu kennen und zu erkennen. Das ist nicht nur eine intellektuelle Herausforderung, sondern eine Aufgabe des Herzens. Jemanden zu erkennen bedeutet, ihn zu lieben – mit ganzem Herzen, mit Leib und Seele, mit aller Kraft. Einen Menschen, eine Krankheit, eine Störung, auch einen Fehler und in gewisser Weise auch die Sünde – um sie zu verwandeln und zu heilen, muss man sie lieben. Wer ein Bild oder eine Sache nicht erkennt, nicht anerkennt, – für den hat es keine Bedeutung. Dann besteht keine Beziehung mehr – und dieser herzlose Zustand macht Heilung unmöglich.

Von der Harmonie von Leib und Seele

Der heilige Benedikt und die alten Mönche haben Leib und Seele nicht getrennt. Sie waren zutiefst davon überzeugt, dass Leib und Seele ineinander verwoben sind. Die Seele lässt sich ja nicht auf einen bestimmten Ort im Körper fixieren. Der ganze Körper ist beseelt. Jeder körperliche Schmerz wirkt sich auch auf den psychischen, geistigen und spirituellen Zustand des Menschen und auf sein gesamtes Empfinden aus. Diese Einheit von Leib und Seele kann jeder Mensch an sich selber erfahren.

Das Wissen um die enge Verbindung von Körper, Seele und Geist findet sich in allen Kulturen und Religionen und ist älter als die Erkenntnisse der modernen Medizin, bei der die einzelnen Krankheitssymptome eher getrennt voneinander betrachtet und behandelt werden. Natürlich muss ein Leiden dort kuriert werden, wo es auftritt. Wenn sich ein Mensch das Bein gebrochen hat, wäre es verkehrt, wenn man, statt zu operieren und einzugipsen, erst einmal seine Gottesbeziehung klären wollte. Aber genauso falsch ist es, wenn man es ausschließlich bei der Behandlung des Symptoms – ob Tumor oder Allergie – belässt und nicht auch versucht, nach Ursachen zu fragen, die auf einer anderen Ebene liegen. In unserer aufgeklärten Medizin wird dieser überaus wichtige Teil der Behandlung fast völlig vernachlässigt – mit der Folge, dass zwar das Geschwür oder die Migräne verschwindet, aber der Patient trotzdem nicht wirklich geheilt ist. Erst die Wiederherstellung seiner Leib-Seele-Balance kann ihm – weit über die körperliche Ebene hinaus – eine tiefer fundierte Heilung bringen.

Ein Beispiel für solche Zusammenhänge sind die heutigen Essgewohnheiten. Dem Körper werden durch die Nahrung Kalorien zugeführt, ohne die er natürlich nicht existieren kann. Aber das vom Körper aufgenommene Essen ist auch Lebens-Mittel für die Seele. Deshalb sollte jeder sehr bewusst darauf achten, welche Zutaten er auswählt, wie er die Speisen zubereitet, zu welcher Zeit er sie isst. Ganz ähnlich ist es mit den vielen anderen »Ereignissen« im Körper, die sich unmittelbar auf den seelischen Zustand des Menschen auswirken: Sport und Schlaf, Bewegung und Ruhe, Arbeit und Pause. Was dem Körper gut tut, tut auch der Seele gut – und umgekehrt: Diese Erkenntnis spielt in der Klostermedizin eine entscheidende Rolle.

Die heilkundigen Mönche und Nonnen heilten körperliche Gebrechen, indem sie zugleich auch die Seele behandelten – und sie brachten den Menschen seelisch wieder ins Gleichgewicht, indem sie im äußeren Lebens das rechte Maß und den richtigen Rhythmus wiederherstellten. Fast jeder von uns hat schon einmal selber eine solche Erfahrung gemacht: Wie rundum wohl fühlt sich zum Beispiel ein gestresster Mensch nach einer Massage, obwohl dabei »nur« Muskeln und Gewebe behandelt werden!

Jeder Mensch kann bei sich selber die Heilkraft entfalten, die aus der Leib-Seele-Einheit kommt. Er muss sich nur der Zusammenhänge bewusst werden und in seinem Alltag auf einen ausgewogenen Lebensrhythmus achten – beim Essen und Trinken, bei körperlicher Bewegung, im Beruf und in seinen Erholungsphasen. Ideal ist es, sich zeitweise in besondere Räume zu begeben, um die Erfahrung der Einheit von Leib und Seele zu machen. Weil das im alltäglichen Leben nur schwer möglich ist, bieten manche Klöster Aufenthalte an, bei denen Menschen die Leib-Seele-Einheit gewissermaßen am Ursprung, nämlich an einem spirituellen Ort, erleben können. Schon der Klosterbau selbst zeigt nämlich die Zusammenhänge zwischen Leib und Seele an. Es gibt Räume zum Essen, Räume zum Beten, andere Räume zum Arbeiten oder zum Schlafen – insgesamt aber ist das Kloster eine einheitliche, in sich ruhende Anlage, in der das Leben in seiner Gesamtheit sehr bewusst durch besondere Räume gestaltet werden kann. Das Kloster mit seinen Räumen ist wie ein großer Leib, in dem sich überall das spirituelle Leben entfaltet.

In normalen Wohnungen oder Häusern gibt es dagegen heute kaum Räume, in denen die Leib-Seele-Einheit erfahren werden kann. Am ehesten findet man noch ein Esszimmer, wo Eltern und Kinder sehr bewusst das gemeinsame Mahl erleben können, wenn das gemeinschaftliche Essen in einem regelmäßigen Rhythmus geschieht. Früher gab es in den Häusern oder draußen oft einen »heiligen Platz«, wo man sich hinsetzte und still sein konnte – und mit etwas Erfindergeist lassen sich auch heute solche Räume finden, ohne dass man gleich eine Hauskapelle einrichten muss. Der gute alte »Herrgottswinkel« war und ist, wenn er nicht zur religiösen Antiquitäten-Ecke verkommt, so ein Platz. Vielleicht ist auch eine Kirche so ein Ort, eine Parkbank oder ein Waldpfad, wo man der spirituellen Ganzheit des Lebens einen Raum geben kann.

Der laute Alltag braucht einen Gegenpol der Ruhe, wo der Mensch seine innere Kraft spüren und entfalten kann – und damit tatsächlich sein leib-seelisches Immunsystem besser stärkt, als Tabletten und Spritzen es können.

Von der gesunden Lebensordnung

Eine durch uralte Erfahrungen gestützte Regel lautet: Krankheiten treten dann auf, wenn im Leben des Menschen die innere oder äußere Ordnung gestört ist. Gesund ist ein Mensch, wenn sich diese Ordnung im Gleichgewicht befindet. Und Heilung besteht darin, diese Ordnung wiederherzustellen.

Auch in den Klöstern gilt seit jeher eine umfassende Ordnung, die das Verhalten der Mönche und Nonnen genauso regelt wie den Ablauf des Tages, der Woche, des Jahres. In unserer heutigen Spaßgesellschaft dagegen mit einem Verständnis von Freiheit, die kaum noch Grenzen und Rücksichten gegenüber anderen kennt, wollen die meisten keine allgemein gültigen Regeln mehr einhalten. Ordnung empfinden sie als Korsett, das ihr Denken und Handeln unnötig einengt. Viele leben ja tatsächlich unter Bedingungen, in denen sie fast wie Sklaven gefesselt sind: starre Verhaltensregeln bei der Arbeit, dauernd fremdbestimmte Termine, finanzielle Probleme, die den Entscheidungsspielraum drastisch einschränken – alles Kennzeichen einer Unfreiheit, aus der man ausbricht, wo immer es geht. In den Großstädten überwachen heute bereits Videokameras die Straßen und Plätze, und dass elektronische Kontrollsysteme bei Banken und Behörden und am Arbeitsplatz die Menschen auf Schritt und Tritt verfolgen, ist nichts Ungewöhnliches. Solche Formen der Reglementierung lassen vielen Menschen kaum noch die Möglichkeit, sich zu entfalten oder freie Entscheidungen zu treffen. Deshalb wollen sie, sobald sie diesen Zwängen irgendwie entkommen können, nach dem Motto leben: »Ich kann tun, was ich will« – und weisen es von vornherein als Eingriff in ihre Rechte zurück, wenn sie sich in eine Ordnung einfügen sollen. Doch Ordnung ist etwas anderes.

Erst wer sich bewusst in eine Lebensordnung hineinstellt, ist ein wirklich freier Mensch. Diese Ordnung gibt dem Einzelnen die Spielräume zur Entfaltung und Gestaltung seines Lebens. Sich in eine vernünftige Lebensordnung einzufügen, verringert nicht den Handlungsspielraum, sondern gibt Freiheit, Sicherheit und Vertrauen. Zu enge persönliche Grenzen sind dabei freilich ebenso schädlich wie gar keine. Ordnung ist das rechte Maß – zwischen zu engen Grenzen einerseits und ungezügelter Freiheit andererseits.

Kaum vorstellbar, dass ein neuer Mitarbeiter in die Firma kommt und nicht bald weiß, wie Arbeitszeiten und Pausen geregelt sind, was er an den Maschinen tun muss oder nicht tun darf, weil er die Betriebsordnung nicht kennt oder weil er keine Einweisung in seine Tätigkeit erhalten hat. Äußere und innere Ordnungsprinzipien haben also eine positive und unverzichtbare Funktion: Sie stecken den großen Rahmen ab, innerhalb dessen der Mensch seine freien Entscheidungen treffen kann, ohne dass andere gestört und eingeengt werden.

Eine solche Ordnung ist dann auch die Voraussetzung dafür, dass der Mensch zu seiner Leib-Seele-Einheit finden kann – ein Zustand, der die stärksten Heilkräfte freisetzt. Zur Erhaltung der Gesundheit und gegen krankhafte Störungen gibt es kaum etwas Wirksameres.

Ordnung ist kein einmaliger Vorgang, sondern sie muss ständig und aktiv aufrechterhalten werden. Unordnung entsteht von selber. Jeder weiß, wie schnell ein Zimmer zum Chaos wird, wenn man nicht aufräumt. Es genügt nicht, dass man den Raum ein einziges Mal sauber herrichtet und glaubt, damit für alle Zeiten Ordnung geschaffen zu haben. Das gilt jedoch nicht nur für ein Zimmer, sondern genauso für den Menschen selber. Da wie dort muss Energie aufgewendet werden, um zu vermeiden, dass sich Unordnung ausbreitet.

Auch innerlich kann der Mensch Ordnung schaffen, indem er bewusst nach den Werten lebt, die für ihn wichtig sind. Entsprechend gestaltet er seine Beziehungen – zu Menschen, zu Dingen, zur Schöpfung und zu Gott. Doch auch da genügt es nicht, dieses Wertesystem ein einziges Mal gedanklich bei sich »einzurichten« und dann darauf zu hoffen, dass es ein Leben lang funktioniert. Wie gesagt: Ordnung ist etwas, das ständig aktiv gepflegt und erneuert werden muss. Um die eigene innere Ordnung nicht wieder zu verlieren, muss man sich seine Werte und auch seine tatsächlichen Gefühle und Handlungen immer wieder bewusst machen.

Interessant dabei ist, dass sich die innere und äußere Ordnung wechselseitig beeinflussen. Wer also seine Beziehungen zu anderen Menschen, zu seiner Arbeit, zu Tieren, zur Natur und auch die Gestaltung seines Tages, der Woche, des Jahres in eine Grundordnung bringt, wird diese Ordnung auch in seiner Seele und in seinem Geist entwickeln – und umgekehrt.

Dieses Prinzip hat schon der heilige Benedikt erkannt. Seine Ordensregel ist ein Ordnungsmodell, das den Menschen Freiheit schenkt, auch wenn er mitten in seiner Gemeinschaft lebt. (Früher wurde die Regel dreimal jährlich in jedem Kloster vorgelesen, damit den Mönchen die Rahmenbedingungen ihres Lebens stets bewusst waren.)

Benedikt hat seine Regel für die Mönchsgemeinschaft entworfen. Sie ist nicht ohne weiteres auf die Menschen außerhalb der Klöster übertragbar, aber die Grundsätze seiner Ordnung gelten überall.

So ist es eine sehr sinnvolle Sache, wenn man die vielfältigen Beziehungen im Leben nach einem verbindlichen Ordnungsprinzip gestaltet. Wenn sich zwei Menschen für einen gemeinsamen Lebensweg entscheiden, wenn Partner sich zur Gründung einer Firma zusammentun, wenn Eltern mit Kindern die Zukunft planen – ohne eine verbindliche Ordnung stehen alle Vorhaben auf schwankendem Boden. Die Beteiligten müssen darüber sprechen, wie sie ihr Leben gestalten wollen und worauf sie sich verlassen können, wenn es einmal Krisen und Konflikte gibt. Unter den Beteiligten sollte also Klarheit bestehen über die jeweiligen Grundsätze, nach denen man leben will. Das bedeutet: Man muss miteinander über das Reglement sprechen – und es freiwillig, aber für alle gültig vereinbaren. So kann sich zum Beispiel eine Familie zusammensetzen und die Regeln des gemeinsamen Lebens festlegen. Sie sind dann verbindlich für alle Familienmitglieder. Natürlich wird so eine Vereinbarung nicht für andere Familien gleichermaßen gelten können, sondern jede Familie wird ihre eigenen Regeln schaffen und sich daran halten.

Auch die Vorgänge in der Natur laufen nach demselben Grundprinzip ab. Daran ändern auch einzelne Katastrophen nichts, die punktuell als Vulkanausbruch, als Überschwemmung, als Taifun auftreten. In welcher Weise selbst hinter solchen Ereignissen noch eine höhere Grundordnung steht, entzieht sich freilich dem menschlichen Verstand.

Schließlich ist Ordnung nicht nur in den Beziehungen nach außen die Voraussetzung für ein gutes Leben. Auch der Körper lebt vom der in seinem Inneren wirksamen Ordnung: Zellen, Zellverbände und Organe arbeiten nicht unabhängig voneinander, sondern abgestimmt aufeinander in einem geordneten Rhythmus. Wenn ein Teil ausbricht und die Ordnung stört, tritt eine Krankheit auf. Und wenn die Ordnung neu ins Gleichgewicht gebracht wird, wird der Mensch wieder gesund.

Von den heilenden Rhythmen

Ein wirksames Heilmittel gegen Stress und seine gefährlichen Folgekrankheiten – Herzinfarkt, hoher Blutdruck, Krebs und vieles mehr – ist ein ausgewogener Lebensrhythmus. Ihn zu finden, ist nicht leicht. Auch Menschen, die allein leben und die in der Gestaltung ihres Lebens wenig Rücksicht nehmen müssen auf andere Menschen, sollten darauf achten, dass ihre Tage und Wochen nicht in Beliebigkeit verlaufen.

Der Zusammenhang zwischen Lebensrhythmus, Gesundheit und Krankheit wird heute von kaum jemandem mehr bestritten. Wenn der Rhythmus nachhaltig gestört ist, wird der ganze Mensch krank. Das wussten die alten Mönche, deshalb war ihnen ihr Lebensrhythmus heilig. Sie versuchten ihn einzuhalten, ohne sich freilich sklavisch an ihn zu binden.

Aber was ist eine Rhythmusstörung im Leben?

Jeder Mensch lebt mit seinen Beziehungen. In diesen vielfältigen Beziehungen entsteht eine innere und äußere Bewegung, die dem Menschen gut tut, wenn sie harmonisch ist, oder ihn krank macht, wenn sie unharmonisch wird.

Jeder kann diesen Rhythmus im Körper und in der Seele spüren, und weil sich diese beiden Bereiche nicht voneinander trennen lassen, ist der gemeinsame Rhythmus so wichtig. Wie die

Instrumente eines Orchesters kann man seine körperlichen und seelischen Rhythmen aufeinander abstimmen – und sich am Leben freuen.

Interessant ist dabei: Ein guter Körperrhythmus kann seelische Leiden heilen – und umgekehrt ist es möglich, dass körperliche Gebrechen durch einen ausgewogenen Seelenrhythmus wieder gesunden. Dieser wechselseitige Einfluss wird von vielen unterschätzt. Wer achtet bei einer sportlichen Anstrengung schon darauf, dass man damit seiner Seele etwas Gutes tut? Vielleicht das beste Beispiel dafür ist die Jogging-Bewegung: Millionen Alte und Junge, vorher oft ganz und gar unsportlich, finden im Laufen, meist sogar in der Gemeinschaft mit anderen, eine neue Beziehung zu ihrem Körper, zur Natur – und sie fühlen sich rundum wohl. Denn die körperliche Bewegung tut auch der Seele gut.

Das Leben des Menschen wird bekanntlich von verschiedenen Rhythmen bestimmt: vom Rhythmus des Herzens und des Atems, von Schlafen und Wachsein, von Bewegung und Ruhe, von Anspannung und Entspannung, von Arbeit und Erholung, vom täglichen Rhythmus der Mahlzeiten und auch vom Rhythmus der Schöpfung, den die Menschen besonders im Wechsel der Jahreszeiten erleben. Diese verschiedenen Rhythmen sind die innere Ordnung für die Einheit von Leib und Seele. Wer seinen Rhythmus nicht beachtet, sich vielleicht sogar gegen ihn stellt, lebt auf die Dauer gefährlich – viele Krankheiten haben ihre Ursache in der verlorenen Lebensordnung.

Die meisten Menschen nehmen ihre Lebensrhythmen nicht bewusst wahr. Wer achtet schon auf sein Herz? Erst wenn der Rhythmus gestört ist, wenn das Herz sticht, rast oder »stolpert«, nimmt man diese »Hilfeschreie« wahr – und beseitigt sie meistens gleich wieder mit Tabletten, statt die Ursachen dieser Störung zu erkennen. Ähnlich ist es mit dem Atem, der uns von der ersten Sekunde bis zum Tod begleitet: Kaum jemand nimmt ihn bewusst wahr, obwohl seine Heilkraft in allen Kulturen der Welt bekannt ist. Der Atem verändert sich ununterbrochen und ist ein Barometer für den Leib und die Seele. Er verbindet den Menschen mit allen Tieren und Pflanzen und tauscht mit ihnen Sauerstoff und Kohlenstoff aus. Dieses Geben und Nehmen ist eine große Solidarität in der Schöpfung: mit jedem Atemzug nimmt der Mensch Lebensenergie auf – und gibt sie in anderer Form an die Pflanzen zurück.

Wie wohltuend ist es, wenn man sich auf eine Bank setzt und in Ruhe einmal auf sein Herz hört und dem Atem nachspürt! In diesem Zustand verbündet sich der Mensch ganz bewusst mit anderen Lebewesen, auch mit Pflanzen, mit der Schöpfung, mit Gott. Er findet einen Rhythmus, der seinem Körper und seiner Seele gleichermaßen gut tut – er erlebt das Gegenteil von Stress.

Auch Essen und Trinken geben dem Menschen einen Rhythmus vor – eine Erfahrung, die Mönche und Nonnen zu allen Zeiten gemacht haben. Denn die Nahrungsaufnahme, das Verdauen und Ausscheiden brauchen eine Regelmäßigkeit, sonst gerät auch die innere geistige Ordnung durcheinander. Wenn das Essen und Trinken sogar zum Ritual wird, das immer zur gleichen Zeit und vielleicht in Gemeinschaft mit anderen, am besten mit der Familie, stattfindet, wenn es mit einem Tischgebet beginnt und im Wechsel von Schweigen und Reden zu einer ganzheitlichen Erfahrung wird, dann entsteht ein Lebensrhythmus, der Kraft und Ausgeglichenheit gibt.

Der Wechsel von Tag und Nacht, von Wachsein und Schlaf ist ein anderer wichtiger Rhythmus. Schichtarbeiter und Nachtschwärmer, Urlauber auf Fernreisen und Flugkapitäne, die bei Interkontinental-Flügen ständig die Zeitzonen wechseln, kennen die negativen Auswirkungen auf den Körper, wenn der Tag-Nacht-Rhythmus gestört wird.

Das Gleiche gilt für den Wechsel von Anspannung und Entspannung. Niemand kann dauernd in Spannung leben, ohne zwischendurch einfach »loszulassen« und sich zu erholen. Wer ständig bis zum Zerreißen angespannt ist, schadet dem Körper und der Seele – beide brauchen die Entspannung, die Pause.

Bewegung und Ruhe – auch das ist ein Rhythmus, der nicht gestört werden darf. Wer im Leben nur noch hektisch unterwegs ist und sich nicht mehr die Zeit nimmt, innezuhalten, kann auf die Dauer nicht gesund bleiben. Und: Körper und Seele verlieren ihre Einheit, wenn der Mensch immer zu schnell unterwegs ist und keine Ruhepausen einlegt. Die meisten Menschen sollten ihr Leben ent-schleunigen, weil das ständig hohe Tempo dem Körper und der Seele schaden. Der Mensch ist für zu hohe Geschwindigkeiten nicht geschaffen. Die Seele reist langsam.

Das Werden und Vergehen erlebt der Mensch besonders intensiv in der Schöpfung und in den Jahreszeiten. Die Erfahrung von Wachstums-, Reifungs- und Alterungsprozessen lässt sich von der Natur auf den Menschen übertragen. Wenn sich der Mensch mit diesem Rhythmus in Einklang bringt, wird er sein eigenes Leben besser verstehen.

So ist das ganze Leben sozusagen ein zusammenhängender Rhythmus, der im rechten Maß ausbalanciert sein sollte. Das rechte Maß gilt dabei in vielen Weisheitslehren, auch beim heiligen Benedikt, als eine Lebensregel, die dem Menschen Gesundheit und Lebenskraft schenkt. Die Selbstheilungskräfte, die sich dadurch entfalten können, sind stärker als jede Medizin. Diese Erkenntnis ist uralt – und doch immer neu. Mönche und Nonnen haben stets versucht, ihr Leben nach der Tugend des rechten Maßes zu gestalten. Sie kann auch heute zu einem wichtigen Heilfaktor werden, der entscheidend dazu beiträgt, einen körperlichen und seelischen Zustand zu erreichen, der die beste Medizin gegen Krankheiten ist: heitere Gelassenheit.

Rhythmus entsteht durch Beziehungen. Sie berühren die Seele – ob es nun Beziehungen zu anderen Menschen sind oder zu Dingen, zu einem Baum oder zum Kieselstein, zu einem Vogel oder zum Mond. Mit jeder Beziehung überschreitet der Mensch seine eigenen Grenzen und kommt mit anderen »Seelen« in Berührung – das ist der Anfang der Transzendenz, die zum Ursprung allen Lebens führt. So ist diese Erfahrung dann weit mehr als bloße Selbsterkenntnis.

Aus diesen Gründen ist der richtige Rhythmus im Leben wichtig. Er vereinigt den Körper mit der Seele und schafft so eine ganz wesentliche Voraussetzung für Gesundheit und Heilung. Auch hier zeigt sich wieder: Das Wissen um die Entwicklung der Selbstheilungskräfte im Menschen ist das – offene – Geheimnis der Klostermedizin.

Vom Einklang mit der Schöpfung

Die Beziehung des Menschen zur Schöpfung ist in seinem Unterbewusstsein verwurzelt. Dort liegen Archetypen, urtümliche Bilder von Lebenseindrücken, die der Mensch durch die Jahrtausende seiner Existenz aufgenommen hat. Es sind Symbole für das Urvertrauen, das der Mensch in der Schöpfung und in den Elementen immer wieder erlebt: Wasser, Luft, Erde, Feuer, Steine, Licht, Bäume, Stürme, Finsternis, Sonne, Mond und Sterne. Wenn sich der Mensch in diesen archaischen Rhythmus der Schöpfung hineinbegibt, kann er zu großer innerer Ruhe gelangen – in Demut vor den spirituellen Zusammenhängen im Universum. Wer diesem Rhythmus nachspürt, wird von den Urelementen viel für seine eigene Lebensgestaltung lernen. Wer einen Baum im Jahreskreis beobachtet, findet in ihm sein eigenes Leben widergespiegelt: Im Winter steht der Baum kahl im Garten, treibt im Frühjahr seine Knospen aus, er explodiert in der warmen Sonne geradezu, die Früchte wachsen im Sommer heran, werden reif, fallen im Herbst ab, dann fallen auch die Blätter – der ganze Baum zieht sich zurück und ruht aus, bis er im nächsten Frühjahr wieder erwacht. Dieser Rhythmus des Wachsens, der Entfaltung, der Ernte und der Ruhe entspricht dem Lebensmuster des Menschen. Die Erkenntnis, dass jeder Mensch selbst ein Teil der Schöpfung ist, eingebunden in einen wunderbaren kosmischen Kreislauf im Großen wie im Kleinsten, gibt Kraft und Lebensenergie. Die Ehrfurcht vor den Gesetzmäßigkeiten der Schöpfung macht den Menschen stark, auch bei Krisen und Krankheiten.

In den Klöstern wusste man um die spirituelle Heilkraft, die dem Menschen aus seinem Inneren, aus einer Haltung der Demut erwächst. Das Leben der Mönche und Nonnen war geprägt von Ehrfurcht vor der Schöpfung. Ihr Tagesablauf und das Leben mit den Jahreszeiten brachte sie in eine Harmonie mit der Schöpfung. Sie lebten mit der Natur, empfanden sich als Teil von ihr – und achteten sehr bewusst darauf, sie nicht auszubeuten, sondern zu pflegen und im Einklang mit ihr zu leben. Wir erkennen diese Grundhaltung in den modernen Gesellschaften weitgehend nicht mehr – erst in jüngster Zeit bahnt sich unter dem Begriff der Nachhaltigkeit ein Umdenken an. Sich die Schöpfung in sinnvoller und angemessener Weise nutzbar zu machen, ist vernünftig. Aber leider neigen die Menschen dazu, das rechte Maß zu missachten und sich rücksichtslos vermeintliche Vorteile zu holen, auch aus der Natur.

Die Heilkraft der Schöpfung und der Natur entfaltete sich für die Mönche auch in ihrem spirituellen Tun, in der Liturgie, in den Gebeten, im Feiern der Feste des Jahreskreises. Sie nahmen den Rhythmus des Werden und Vergehens, des Tages und des Jahres nicht nur als ein unabänderliches Schicksal an, sondern deuteten diesen Prozess für sich selbst und für ihr Leben. Diese Rhythmen, auch die Erfahrung der Nacht, des Sonnenaufgangs, der Tagesmitte und des Sonnenuntergangs, spielen in den Hymnen der Liturgie eine Rolle. So gewannen die Mönche Kraft für ihr menschliches, geistliches Leben.

Von der Gelassenheit aus Glauben

Gläubige Menschen sind seltener krank und leben länger als andere: Das lässt sich sogar aus wissenschaftlichen Untersuchungen ableiten.

In einer dieser Studien wurden zum Beispiel drei Patientengruppen beobachtet. Die einen erhielten gegen ihre Krankheit ausschließlich Medikamente, die zweite Gruppe wurde mit einer Bewegungstherapie behandelt – und in der dritten Gruppe mussten die Kranken jeden Tag dreimal eine halbe Stunde lang meditieren. Am Ende der Studie zeigte sich, dass die Patienten, die mit Meditationen »behandelt« wurden, die auffallendsten Verbesserungen ihres Krankheitszustandes erzielt hatten. Andere Untersuchungen ergaben, dass von einem starken Glauben beseelte Menschen seltener erkranken, offenbar deshalb, weil sich ihre innere Ausgeglichenheit und Lebenskraft gesundheitsfördernd auswirkt und viele Krankheiten abhält.

Ganz offensichtlich haben gute Gedanken und Worte, wie sie zum Beispiel auch im Gebet gedacht und gesprochen werden, die Kraft, im Körper physikalische Vorgänge zu beeinflussen. In der Beziehung zu Gott erreicht diese innere Kraft ihre höchste Wirkung. Ein Mensch, der in dieser Beziehung lebt, wird widerstandsfähiger gegen viele Krankheiten, weil er seine Selbstheilungskräfte entfalten kann.

Es gibt Untersuchungen, die zeigen, dass gläubige Menschen länger leben als andere. Aber noch wichtiger als die höhere Lebenserwartung, die aus dem Glauben kommt, ist die Art und Weise, wie diese Menschen ihr Alter erleben. Ihr Lebensabend ist meist geprägt von Würde und Weisheit. In ihrer Gottesbeziehung haben gläubige Menschen verstanden, was der Sinn des Lebens ist – eine Erfahrung, die ihnen die Angst vor dem Tod nimmt. Indem sie sich nicht an vergängliche Äußerlichkeiten klammern, gewinnen sie das Leben. Nur wer glaubt, dass mit dem körperlichen Tod alles erlischt, wird versuchen, sein physisches Leben um jeden Preis zu verlängern. Das krampfhafte Festhalten an der Welt führt dann oft dazu, dass diese Menschen ihren Lebensabend nicht mehr in Gelassenheit und Würde annehmen können.

Jede Lebensphase hat ihre eigene Ausprägung: die Kindheit, die Jugend, das Erwachsenwerden, die Reife, das Alter. In den so genannten modernen Gesellschaften, auch in Deutschland, gibt es viel zu wenig vernünftige Perspektiven für das Alter. Man versucht, die Alten und Kranken zu versorgen – meist außerhalb der Familien, in Heimen und Kliniken. Neuerdings wird unter dem Tarnbegriff »humanes Sterben« sogar ernsthaft diskutiert, ob –

wie heute schon in Skandinavien, in Belgien und in den Niederlanden – auch bei uns die Todesspritze das Leben im hohen Alter beenden darf. Das wäre die letzte Konsequenz eines Irrweges, der das Leben in Sinnlosigkeit enden lässt.

Menschen brauchen für ihren Lebensabend eine innere Perspektive. Eine medizinische Versorgung, die zwar den Tod hinauszögert, aber im Übrigen bloß ein Leben ohne Bewusstheit und ohne Würde verlängert, ist sicher keine humane Lösung.

Vielleicht können wir heute von den Erfahrungen lernen, die der heilige Benedikt in seiner Ordensregel niedergeschrieben hat. Dort heißt es zum Verhältnis von Alt und Jung: »Die Älteren sollen die Jüngeren lieben, die Jüngeren sollen die Älteren ehren.« Wir können das so interpretieren: Der Jüngere ehrt den Älteren mit seinen Erfahrungen, mit seinen Schwierigkeiten, mit allem, was das Leben ausmacht. Und der Ältere liebt den Jüngeren mit seiner Jugend, mit seinem Enthusiasmus, mit seinen Fehlern und Schwächen. Sicherlich steigt die Lebensqualität im Alter, wenn man emotionale Beziehung auch zu Jüngeren hat – und wenn die Jungen den älteren Frauen und Männern etwas geben, das als Ehre oder Ehrfurcht empfunden wird. Wer dem Nachbarn, dem Vater, der Mutter im Alter Achtung entgegenbringt – und zwar nicht nur zum 80. oder 90. Geburtstag –, macht mit dieser Haltung den alten Menschen ein Geschenk und gibt seinem Leben Sinn. Vielen fällt im Alter die Decke auf den Kopf, und sie vermissen den Respekt der Jüngeren – vielleicht auch deshalb, weil sie früher in ihrem eigenen Leben selber so gedacht und gehandelt haben. Gegenüber dem Alter zeigt sich leider die Erbarmungslosigkeit unserer Erfolgsgesellschaft besonders deutlich – wer keine Leistung erbringt, ist nichts mehr wert. Die höhere Lebenserwartung erweist sich dann oft als zweifelhafter Gewinn, weil sie einhergeht mit schmerzlicher Einsamkeit, mit dem Gefühl, überflüssig zu sein und in der Gesellschaft keinen respektierten Platz mehr zu haben.

Viele hatten in der Blüte ihres Lebens den Wunsch, später im Altenheim einen beschaulichen Lebensabend zu verbringen.

Aber die Realität sieht heute meist anders aus. Die Altenheime sind oft Siechenstationen, deren Bewohner kaum noch die Bedingungen vorfinden, um ihr Leben nach ihren Möglichkeiten selber zu gestalten.

Um aus dieser Sackgasse herauszukommen, müssten alte Menschen tatsächlich wieder von der Gesellschaft als wertvolle Generation angenommen und geachtet werden. Oft besitzen alte Menschen reiche Erfahrungen und große geistige Kraft, Schätze, die zu verkümmern drohen, wenn man sie nicht für das Leben nutzt.

Es gab Zeiten, da bestand die Aufgabe älterer Menschen auch darin, für andere zu beten. Mit der Kraft ihrer Gebete halfen sie anderen Menschen oder ihren eigenen Töchtern und Söhnen, den Enkeln und Verwandten, die solche geistliche Hilfe in vielfacher Weise brauchten. So leisteten sie im hohen Alter einen Beitrag für die Gesellschaft. Sie spürten ihren inneren spirituellen Auftrag – und blieben lebendig. Solche Gebete für andere Menschen, die krank sind, in einer Krise stecken, die im Beruf oder in der Ehe Probleme haben, können eine wirksame Hilfe sein – und gleichzeitig dem Leben alter Menschen wieder einen Sinn geben. Ohne Beziehungen wird ein Mensch kalt und krank: Das gilt generell, aber besonders im Alter. Das Überschreiten der eigenen Grenzen im Gebet baut dagegen auch bei alten Menschen wieder Beziehungen auf, löst das Gefühl der Sinnlosigkeit auf, schenkt ihnen neue Erfüllung und eine neue Perspektive.

Der heilige Benedikt sagt, dass jede Isolation innerhalb einer Gemeinschaft ungesund ist. Allerdings sind in den modernen Gesellschaften Strukturen der Beziehungslosigkeit entstanden, die man nicht einfach wieder abschaffen kann. Doch ohne Spiritualität wird vieles in Zukunft nicht mehr machbar sein – das gilt auch für das Gesundheitswesen und für die Pflege der alten Menschen. Diese ist in ihrer heute üblichen Form nicht selten zu einseitig auf die Linderung von körperlichen Beschwerden und auf Versorgung ausgerichtet. Sie kann dem Pflegebedürftigen keine sinnvolle Perspektive mehr geben.

In den Klöstern, die ja ebenfalls eine Gemeinschaft von Alten und Jungen beherbergten, hat es die Isolation einzelner Mönche oder Nonnen niemals gegeben. Selbst hochbetagte Brüder erfüllten in diesem Kleinkosmos noch bestimmte Aufgaben – und es tat ihnen gut. Sie behielten auf diese Weise ihre Lebendigkeit bis zuletzt. Der heute als normal geltende Umgang mit alten Menschen ist falsch und ohne Ehrfurcht – und bürdet der Gesellschaft außerdem finanzielle Probleme auf, die schon in naher Zukunft nicht mehr gelöst werden können.

Um es noch einmal zu sagen: Alte Menschen brauchen umfassende, vielfältige Beziehungen – zu anderen Menschen, zu Tieren, zur Natur, zur Schöpfung, zu Gott. Am Vorbild der Klöster zeigt sich, dass solche Beziehungen auch alte Menschen kreativ am Leben teilnehmen lassen. Es ist unklug, diese Heilkräfte bei alten Menschen nicht zu nutzen – für die Alten genauso wie für jene Menschen, die im aktiven Leben stehen und Hilfe brauchen.

Von der Kraft ethischer Grundsätze

»Es lohnt sich, anständig zu sein.« Dieses Wort des früheren polnischen Außenministers und Friedenspreisträgers Wladyslaw Bartoszewski lässt sich für unseren Zusammenhang etwa so übersetzen: Das Bewusstsein, dass jeder Mensch eine ethische Verantwortung für sich selber hat, wirkt bereits als heilende Kraft. Je verantwortungsbewusster ein Mensch mit sich und mit anderen, mit Gegenständen, mit Pflanzen und Tieren umgeht, desto heilsamer ist es für ihn selbst. Ethische und moralische Grundsätze sind für jeden Menschen wichtig – diese Grundwerte stärken sein Wohlbefinden und geben ihm Kraft gegen körperliche Krankheiten und Störungen der Seele. Unsere Ellenbogengesellschaft stempelt solche Menschen gerne als Moralapostel ab.

Die Zehn Gebote können dafür eine gute Richtschnur sein. In allen Religionen rinden sich diese grundsätzlichen Lebensregeln. Niemand darf einen anderen Menschen betrügen, belügen oder gar töten. Die Freiheit des Einzelnen endet dort, wo die Freiheit anderer Menschen beginnt. Habsucht, Neid, Eifersucht, Zorn, Hass, Rücksichtslosigkeit, Ablehnung Stolz und Überdruss sind seelische und geistige Zustände, die auf die Dauer krank machen. Deshalb ist es auch für das eigene Leben sinnvoll, mit diesen Gefühlen, Empfindungen und negativen Gedanken sorgfältig umzugehen: Eine Lebensführung nach ethischen Grundsätzen gibt dem Menschen Kraft.

In den Klöstern hat sich diese Erfahrung über Jahrhunderte bewährt. In der Leistungsgesellschaft des 21. Jahrhunderts klingt der Wunsch nach einer ethischen, anständigen Lebenshaltung dagegen ziemlich altmodisch. Eine solche Grundhaltung erfordert, dass man dem Zeitgeist nicht erliegt und gegen den Strom schwimmt. Der kleine Spesenbetrug im Geschäft, die Notlüge bei Bekannten, die Lücke in der Steuererklärung, der Seitensprung – scheinbar nur nichtige, unbedeutende Schritte abseits vom geraden Weg, die kaum der Rede wert sind. Und doch tun sie dem Menschen nicht gut, weil sie seine leib-seelische Gesundheit beschädigen. Sie bringen ihn aus der Balance und lassen ihn in letzter Konsequenz vereinsamen; er merkt, dass er nicht nur andere betrügt, sondern auch sich selber. Wir könnten uns viele Medikamente und ärztliche Behandlungen ersparen, wenn es uns gelänge, im Leben den geraden Weg zu gehen.

Das ist im Alltag nicht immer leicht. Erst recht schwierig wird diese ethische Grundhaltung dann, wenn andere Menschen, vielleicht sogar Vorbilder, selber nicht so handeln, wie sie es anderen empfehlen oder sogar von ihnen einfordern. Zu diesem Problem schreibt der heilige Benedikt in seiner Ordensregel: »Den Weisungen des Abtes müssen die Brüder in allem gehorchen, auch wenn er selbst, was fern sei, anders handelt.« Freilich sind nicht nur Benediktineräbte in der Gefahr, sich selbst nicht an das zu halten, was sie anderen ans Herz legen. »Wasser predigen und Wein trinken« heißt es in einem Sprichwort – und dafür wird man auch heute manchen Anwendungsfall finden. Aber auch diese schlechten Vorbilder ändern nichts daran, dass der gerade

Weg richtig ist. Denn dieses Prinzip gilt heute ebenso wie zur Zeit Benedikts: ein Leben nach ethischen Grundsätzen ist ein Wert an sich und wirkt als spiritueller Heilfaktor, der dem Menschen physisch und psychisch Kraft gibt.

Von der heilsamen Mitte

»Egoismus« wie »Altruismus« – in ihrer Extremform zerstören beide Grundhaltungen den Menschen, wenn sie übertrieben werden. Das rechte Maß ergibt sich aus dem Gebot »Du sollst deinen Nächsten lieben wie dich selbst«. Die Balance zwischen beiden Polen, die überzogene Selbstliebe im Sinne von Egoismus ebenso vermeidet wie falsch verstandener Nächstenliebe, die zur Selbstaufgabe wird – diese Balance tut dem Menschen gut und macht ihn heil.

Natürlich ist es schwer, immer die ideale Mitte zu finden. Umso mehr sollte jeder darauf achten, dass er sein Leben mit anderen teilt. Viele, vor allem in Pflegeberufen, geben sich total hin für andere – und verbittern oft, weil sie in ihrer Hingabe keine persönliche Erfüllung, keine Freude mehr finden. Sie haben sich aufgeopfert – und dabei sich selber vergessen. Ihr Leben war nicht mehr ausgewogen. Das hat zu allen Zeiten auch für Mönche und Nonnen gegolten: Wenn sie ihr Leben hinter den Klostermauern, ihre Hingabe an Gott nicht mehr als Freude empfanden, sondern als Verzicht auf viele Annehmlichkeiten, dann war das ein Zeichen, dass in ihrem Leben auch das rechte Maß verloren gegangen war. Sie waren dann in Gefahr, ihre Lebenskraft zu verlieren – genauso wie diejenigen »draußen«, die entweder zu selbstsüchtig leben oder sich aufgegeben haben.

Nun hat der Mensch bei diesem Bemühen, zwischen den beiden Polen Selbstliebe und Nächstenliebe das richtige Maß zu finden, einen dritten Bezugspunkt, nämlich Gott. Aus dieser Beziehung heraus ist es möglich, sich selber und andere Menschen im richtigen Maß anzunehmen. Vor allem für den Egoismus ist die Gottesbeziehung ein gutes Korrektiv. Denn in ihrer übersteigerten Selbstliebe haben viele Menschen Angst, dass sie im Leben zu kurz kommen oder ungerecht behandelt werden. So machen sie ihr Habenwollen, ihre Gier zur Triebfeder ihres Handelns. Die Verwurzelung in der Beziehung zu Gott ermöglicht es jedoch, diese Ängste zu beruhigen.

Auch der heilige Benedikt kannte das Problem. Er forderte vor allem, dass der Mensch sein Ego aufgeben soll – zugunsten des Gemeinsamen. Also purer Altruismus? Nein. Indem der Mönch sein Leben mit den anderen teilt, wird er mit einer großen Fülle beschenkt. Das bedeutet: Wer sein Ego aufgibt und sich in ein gemeinschaftliches Leben hineinstellt, gewinnt sein wahres Selbst. Seine Individualität, sein ganz persönliches Leben wird in der Gemeinschaft beachtet und von den anderen in Ehrfurcht angenommen.

Lässt sich diese Forderung, die bei Mönchen und Nonnen unter der Ordensregel in der Abgeschiedenheit gelebt wird, auf die Gesellschaft außerhalb der Klostermauern übertragen? In vielen Ländern gibt es Vorschriften und Gesetze, die strenger sind als jede Ordensregel; aber sie ordnen nur die äußeren Lebensumstände. Sie wollen vor allem dem egoistischen Handeln der einzelnen Menschen Grenzen setzen. Sinnvoller wäre es, wenn die Menschen von Kind auf so erzogen würden, dass sie das Gebot der Selbst- und Nächstenliebe aus spiritueller Einsicht in ihr Leben hereinnehmen würden. Als Folge davon bräuchte man weniger Reglementierungen und Vorschriften. In der Politik mag das freilich eine Utopie sein, obwohl der Grundsatz »Du sollst deinen Nächsten lieben wie dich selbst« nicht nur zum christlichen Glauben gehört, sondern Bestandteil vieler Weisheitslehren ist.

Wer sein Ego aufgibt und sich verschenkt, findet sich selber. Gerade heute ist es allerdings nicht ungefährlich, diesen Weg konsequent zu gehen, weil die meisten Menschen nicht in Solidarität mit anderen leben, sondern zuerst an sich denken. Wer sich als Einzelner in einer egoistischen Leistungsgesellschaft anderen hingibt, muss wissen, dass er einen gefährlichen Weg geht, weil immer die Gefahr besteht, dass seine Solidarität nicht erwidert wird.

Die Lösung des heiligen Benedikt, nämlich den Egoismus aufzugeben und dafür in der Gemeinschaft die Fülle des Lebens geschenkt zu bekommen, ist in einer Gesellschaft, die nur Ellenbogen, Geld und Macht kennt, nur in Teilbereichen realisierbar, weil die breite Solidarität fehlt. Dass eine Veränderung dieser Grundhaltung möglich ist und allgemein als positiv erfahren wird, zeigt sich jedoch immer dann, wenn Menschen in Katastrophen zusammenstehen – bei Überschwemmungen, nach Feuerkatastrophen, bei Krisen und Schicksalsschlägen. Wenn die Menschen wieder solidarischer zu denken und zu handeln lernen, wird für den Einzelnen die Aufgabe seines Ego möglich und sinnvoll. Die daraus resultierende Lebenskraft kann dann für den Menschen zum wichtigen Heilfaktor werden – wie es in den Klöstern zu allen Zeiten der Fall war.

2. Alte Weisheitslehren für heute

In allen Religionen und Traditionen der Welt gibt es Regeln und Anleitungen, die die Menschen zur »Fülle des Lebens« führen sollen. Diese Weisheitslehren beruhen auf Erfahrungen, die sich über Jahrhunderte und Jahrtausende bewährt haben. Sie enthalten Lebensmodelle, die helfen, Krisen und Konflikte zu bewältigen, körperlichen und seelischen Krankheiten vorzubeugen, die den Rhythmus der Schöpfung bewusst machen und die Beziehung des Menschen zu einer transzendenten Wirklichkeit, die wir im Christentum Gott nennen, fördern. Es sind meist verblüffend einfache, manchmal auch scheinbar paradoxe Regeln: Zum Beispiel empfiehlt der heilige Benedikt das Fasten, aber gleichzeitig fordert er die Mönche auch auf, ausgewogen zu essen. Er gibt Anweisungen, wie der Mensch reden soll, nämlich mit klaren, ruhigen Worten, nicht laut und ohne Geschwätz – und im gleichen Atemzug empfiehlt er das Schweigen. Das eine wie das andere kann weise sein.

In solchen Weisheitslehren können sowohl Aufforderungen zur Askese enthalten sein als auch Empfehlungen, im rechten Maß zu essen, zu trinken, sich am Leben zu freuen. »Wenn Fasten, dann Fasten, wenn Rebhuhn, dann Rebhuhn«, hat die heilige Teresa von Avila einmal gesagt: alles zu seiner Zeit.

Das »rechte Maß« ist kein absoluter Begriff. Es hängt stets von der jeweiligen Beziehung ab, die der Mensch hat – zu sich selber, zu anderen Menschen, zu den Dingen, zur Natur, zur Schöpfung, zu Gott. Was für einen Gesunden gut ist, kann für den Kranken falsch sein, was ein Kind braucht, ist für den Erwachsenen vielleicht schädlich.

Klösterliche Weisheitslehren sind keine lebensabgewandten Entsagungen, die auf willkürlichen Anordnungen gründen – im Gegenteil: sie fördern das Leben.

Deshalb gelten ihre Prinzipien auch außerhalb der Klostermauern. Viele Menschen glauben, dass die Grundsätze eines spirituellen Lebens nur in der Abgeschiedenheit einer Ordensgemeinschaft befolgt werden können. Aber das ist falsch. Lebensregeln, die sich über Jahrhunderte als sinnvoll erwiesen haben, gelten innerhalb des Klosters genauso wie draußen, auch wenn sie im Alltag vieler Menschen oft nicht leicht zu verwirklichen sind. Die Weisheitslehren, ob im Buddhismus oder im Judentum, ob im Islam, in schamanistischen Traditionen oder im Christentum, möchten die Menschen zu einer maßvollen, klugen Lebensgestaltung anleiten. Die innere und äußere Kraft, die daraus entsteht, gibt dem Menschen Gesundheit – und schützt ihn gegen Krankheiten.

In den Religionen und Weisheitslehren wird eine vorausschauende, vorbeugende Haltung empfohlen. Sie soll dazu führen, dass möglichst wenige Störungen überhaupt eintreten, und dafür sorgen, dass eine spätere Behandlung der Krankheit – die ein körperliches oder seelisches Leiden oder auch einfach ein schlechtes Gefühl sein kann – gar nicht erst nötig wird.

Es gehört auch zu einer weisen Lebensführung, dass man all die Regeln und Empfehlungen nicht einfach stur befolgt, sondern sie erst einmal ausprobiert. Wenn man spürt, dass sie einem selber (und anderen gleichermaßen) gut tun, dann soll man sie für sein Leben übernehmen.

Vom rechten Maß in allem: Benedikt von Nursia

Der heilige Benedikt sagt in seiner Regel, dass das gute Maß die »Mutter aller Tugenden« sei. Wer es für sich gefunden hat, wird trotz aller Widrigkeiten und Schicksalsschläge ein harmonisches Leben führen können. Was für den einzelnen Mönch – oder für den einzelnen Menschen überhaupt – das rechte Maß ist, ist individuell verschieden. Die Menschen verändern sich außerdem im Laufe des Lebens und stehen immer wieder auf neuen Entwicklungsstufen. Deshalb ändert sich das rechte Maß für das eigene Leben ständig – was gestern richtig war, kann morgen schon anders sein. Erst recht gilt dieser Grundsatz im Vergleich mit anderen Menschen: Was für den einen gut ist, schadet vielleicht dem anderen. Für einen geübten Skifahrer ist – seinem Können entsprechend – eine Steilabfahrt kein Problem, während ein Anfänger am selben Hang Kopf und Kragen riskiert.

Um das rechte Maß finden zu können, muss sich der Mensch in seiner jeweiligen (äußeren wie inneren) Situation der Anforderungen seines Lebens bewusst sein und wissen, dass er darüber vor Gott oder wenigstens vor sich selber Rechenschaft ablegen muss: Wer das rechte Maß finden und anwenden will, muss das göttliche Gesetz und die Regeln des Lebens kennen, sagt der heilige Benedikt.

Was ist damit gemeint?

Der Mensch braucht für eine maßvolle Lebensführung zweierlei: die Beziehung zu Gott – und Lebenserfahrungen, aus denen er wie aus einer Schatztruhe altes und neues Wissen schöpfen kann.

Das gute Maß liegt stets in der Mitte zwischen zwei Polen. Natürlich ist es schwer, diese Mitte zu finden – und beizubehalten. Meistens pendelt man zwischen den Polen hin und her, und es gelingt sehr selten, ohne immer neue Korrekturen die Mitte zu halten.

Das gute Maß führt den Menschen zu Tugenden, die sein Leben bestimmen: Diese Tugenden verbinden miteinander Reden und Schweigen, Offenheit für Einsichten und Festigkeit, Demut und Selbstvertrauen, schnelles Entscheiden und Besonnenheit, vorurteilsfreies Annehmen und kluges Unterscheiden, vorsichtiges Handeln und mutige Zuversicht, innere und äußere Anspruchslosigkeit, »Flaggezeigen« und Zurückhaltung, Gleichmut und Liebe.

Der Mensch, der mit allen Stärken und Schwächen sein Leben zwischen diesen Polen gestaltet, braucht das richtige Maß als Grundhaltung, damit er glücklich wird. Er kann lernen, im richtigen Augenblick das jeweils Richtige zu sagen, zu tun und zu unterlassen. Dafür gibt es keine feste Regel, weil jede Situation anders ist. Selbst bei so einfachen Dingen wie dem Trinken ist deshalb der heilige Benedikt in seiner Regel vorsichtig. »Mit größten Bedenken bestimmen wir das Maß des Getränkes für andere«, schreibt er – wissend, dass die einzelnen Mönche jeweils unterschiedliche Mengen brauchen und dass an heißen Sommertagen mehr Flüssigkeit aufgenommen werden muss als in der kühlen Jahreszeit.

Um das gute Maß zu finden, soll der Mensch vor allem auf sein Herz hören; denn Güte ist wichtiger als das Gesetz.

Im Alltag gibt es Situationen, in denen man spürt, dass man das rechte Maß verlassen hat, dass man »über die Stränge schlägt«. Intuitiv weiß man dann, dass man etwas falsch gemacht hat: Unmäßigkeit beim Essen und Trinken, beleidigende Worte im Zorn, die Gier nach Geld oder Sex, feiges Hinnehmen von Unrecht, Lügen oder Betrügereien. Wenn dem Menschen allerdings nicht einmal mehr bewusst wird, dass er vom rechten Maß abgekommen ist, dann ist ihm kaum zu helfen. Er ist dann schon so abgestumpft, dass er die Fehler gar nicht mehr wahrnimmt – und somit keine Notwendigkeit erkennt, in seinem Leben etwas zu verändern.

Noch deutlicher registriert ein Mensch, dass er nicht mehr im rechten Maß lebt, wenn sich nachhaltige Störungen, Krankheit und Leid einstellen: wenn er feststellt, dass er keine Freunde mehr hat, wenn in seiner Familie die Beziehungen untereinander schlecht oder gar zerrüttet sind. Die Rückkehr zur Ausgewogenheit erfordert, dass dieser Mensch seinen Irrweg erst einmal bewusst wahrnimmt. Er muss sich selber dann einige entscheidende Fragen beantworten: In welcher Weise und wann habe ich das gute Maß verlassen, wo habe ich was übertrieben, wo habe ich mich mit meinem Verhalten gegen das Leben – mein eigenes und das der anderen – entschieden? Daraus müssen dann Konsequenzen folgen. Und das heißt: im Leben etwas verändern oder auch eine tief greifende Umkehr einleiten.

An einer Stelle legt Benedikt dem Abt ans Herz: »Er hasse die Fehler und liebe die Brüder.« Das ist eine wunderbare Regelung auch für die Gegenwart: Wenn jemand etwas falsch macht, dann soll man zwar den Fehler als Fehler kennzeichnen, aber den Menschen, der ihn verursacht hat, lieben – er verdient diese Zuwendung trotz seiner Unzulänglichkeit. Der Fehler selber wird nicht toleriert, aber der Mensch darf deshalb nicht verurteilt werden. Die Zurechtweisung wegen des Fehlers soll laut Benedikt nicht zu schroff sein, »sonst könnte das Gefäß zerbrechen«. Der Gedanke an die eigene »Zerbrechlichkeit« lässt in diesem Fall am ehesten das rechte Maß finden. »Er denke daran«, heißt es weiter in der Regel, »dass man das geknickte Rohr nicht zerbrechen darf.«

Eine maßvolle Reaktion auf Fehler – dieser Grundsatz Benedikts lässt sich in die Gegenwart übertragen, wenn es um Arbeit und Beruf geht, um Freundschaften und Kindererziehung, um die Schule, um Sport und um die Beziehungen innerhalb der Familie geht. Es macht wenig Sinn, auf den einzudreschen, der den Fehler gemacht hat. Man soll ihn lieber wieder aufrichten, um ihm eine andere, bessere Entwicklung zu ermöglichen. Deshalb wäre es falsch, den anderen wie ein Strafrichter abzukanzeln. Vielmehr empfiehlt Benedikt dem Abt, der den Fehler kritisiert: »Er suche danach, mehr geliebt als gefürchtet zu werden.« Dahinter steht die Aufforderung, eine gute Beziehung zu dem herzustellen, der den Fehler gemacht hat. Dazu müsste die heutige Management-Regel »Vertrauen ist gut, Kontrolle ist besser« umgekehrt werden: »Kontrolle ist gut, Vertrauen ist besser«.

Das gute Maß ist der Schlüssel zum Leben – bei Stärken und Schwächen, in der Krankheit und in der Freude, im Glück und in der Trauer. Mit dem rechten Maß, meint der heilige Benedikt, sind Gesundheit, Wachstum und geistige Entwicklung beim Menschen möglich.

Ein Leben im rechten Maß gibt dem Menschen Frieden und innere Ruhe. Der schönste Zustand, den ein Mensch erreichen kann, wenn er das richtige Maß für sein Leben gefunden hat, wird in allen Weisheitslehren mit dem gleichen Begriff beschrieben: heitere Gelassenheit.

Von der Kunst der Vorsorge: Hildegard von Bingen

Hildegard von Bingen (gest. 1179) war eine der großen Mystikerinnen des Mittelalters – und zugleich eine sehr praktische Frau. Sie war Äbtissin von zwei großen Klöstern, die nach der benediktinischen Ordensregel lebten. In ihren Schauungen und Visionen wurde ihr auf verschiedenen Gebieten ein Wissen zuteil, das sie aufschrieb und so an die Nachwelt weitergab – in Form bedeutender theologischer Werke, in Form von Gedichten und Liedern und in Form einer umfassenden Heilkunde. Ihre prophetische Schau von der Welt und vom Jenseits enthält auch Lebensregeln, die damals wie heute Gültigkeit haben.

In ihren heilkundlichen Schriften schildert Hildegard von Bingen auch, wie der Mensch für seine Gesundheit und gegen Krankheiten Kräuter anwenden kann, was Steine bewirken, was der richtige Lebensrhythmus ist – vom Essen und Trinken bis hin zu geistlichen Übungen. Sie wusste aus ihren Schauungen, dass jede Krankheit eine Folge von gestörten Beziehungen ist – zu anderen Menschen, zur Schöpfung und zu Gott.

Ihre berühmte »Diätetik« hat Hildegard von Bingen als eine Ergänzung zur Regel des heiligen Benedikt verstanden, die sie als »ordo vitalis«, als weise Lebensordnung, verstanden hat. Diese Diätetik enthält keine abstrakten Lehrsätze, sondern sehr praktische Empfehlungen für die Gestaltung des Lebens. Hildegard sagt, dass der Mensch auch in einer gebrochenen Schöpfung mit all ihren negativen Seiten ein gesundes, erfüllendes Leben entwickeln kann, wenn er sich in eine Grundordnung hineinstellt. Dazu gehört ein guter Lebensrhythmus: der geregelte Tagesablauf, der sinnvolle Wechsel von Bewegung und Ruhe, von Essen und Fasten, von Reden und Schweigen, von Wachsein und Schlafen – und die vielen anderen Rhythmen, die seinem Körper und seiner Seele gut tun. Ihr geht es darum, den inneren und äußeren Menschen, also Körper und Seele, in eine Harmonie zu bringen. In dieser Einheit kann sich nach ihrer Meinung die Lebenskraft, die sie *viriditas* (wörtlicher: »Grünkraft«) nennt, in ihrer höch sten Form entfalten. Sie ist der Überzeugung, dass diese Kraft eine Gabe des Heiligen Geistes und ein von Gott gegebenes Geschenk ist.

Hildegard von Bingen schildert sehr genau, wie der Mensch seinen Tag gestalten soll. Alles soll im rechten Verhältnis zueinander geschehen. Auch bei ihr spielt also das »rechte Maß« eine ganz wichtige Rolle.

Ihre Lebensregeln lassen sich in sechs Punkten zusammenfassen:

Angemessener Umgang mit der Natur

Der Mensch soll seinen Verstand und sein Herz gebrauchen, um die Natur zu verstehen. So kann er von der Natur lernen – zum Beispiel, dass er nicht gegen ihre Prinzipien verstoßen darf. Wenn er die Gesetze der Natur kennt und sie berücksichtigt, wird er in Harmonie mit ihr leben. Er kann dann erkennen, dass die große Ordnung der Schöpfung mit den inneren Gesetzen des Menschen übereinstimmt – diese Erfahrung öffnet das Tor zu einer neuen Lebensweise. Eine solche intensive Beziehung ist heute den meisten Menschen verloren gegangen – im Kleinen wie im Großen wird die Natur missachtet. Die Menschen beuten sie aus, leben gegen sie und oft auf ihre Kosten.

Ein Denken und Handeln gegen die Natur tut uns nicht gut, weil darunter der Körper und die Seele leiden. Auch viele Krankheiten haben darin ihren Ursprung. Saubere Luft, reines Wasser, fruchtbare Böden, gesunde Wälder – überall auf der Welt verstoßen die Menschen gegen die Gesetze der Natur, weil sie die Beziehung zu ihr verloren haben. In vielfältiger, oft gewaltsamer Weise schreit die Natur ihren Schmerz heraus – und wir beachten ihn nicht. Weil aber auch die Menschen ein Teil der Natur sind, werden auch sie dabei krank. Andererseits wirkt sich der vernünftige Umgang mit der Natur für den Menschen heilsam aus – und zwar für seinen Körper, den sonst die Umweltgifte krank machen, aber auch für die Seele, die sich nach Harmonie sehnt.

Hildegards klösterliche Erfahrung sagt uns heute: Der Mensch kann nicht wirklich gesund sein ohne Einklang mit der Natur. Pillen und Spritzen helfen auf die Dauer nicht. Sie lösen nicht die Ursachen auf. Wenn der Mensch in einer physisch und psychisch vergifteten Umwelt leben muss, hat dies Auswirkungen.

Kultivierung von Speise und Trank

Essen und Trinken sollen nach Hildegard von Bingen nicht beliebige Tätigkeiten sein, sondern in einer festgelegten Regelmäßigkeit und in Gemeinschaft mit anderen stattfinden (»regulariter et communiter«). Dann sind Essen und Trinken nicht nur eine Kalorienzufuhr für den Körper, sondern haben auch einen Gemeinschaft stiftenden Sinn – das gemeinsame Essen hat für den einzelnen Menschen eine heilsame Wirkung.

Diese Erkenntnis weist umgekehrt darauf hin, dass unsere gegenwärtigen Essgewohnheiten krank machen können. Das hastige Frühstück zwischen Küche und Garderobe mit den Frühnachrichten im Hintergrund, die schnelle Bockwurst an der Imbissbude, das Fertiggericht, das abends während der Tagesschau in der Mikrowelle erhitzt wird – Esskultur »gute Nacht«.

Regelmäßigkeit und Gemeinschaft beim Essen werden von Hildegard noch ergänzt durch die discretio, das gute Maß, wie es der heilige Benedikt in seiner Ordensregel empfiehlt. Diese Kultivierung des Essens erlebt man in unserer Zeit allzu selten – schade, denn wer darauf achtet, belohnt sich selber: Er genießt das gemeinsame Mahl, freut sich an den Gesprächen am Tisch, die regelmäßigen Mahlzeiten geben dem Tag Struktur – alles Dinge, die Lebensfreude und Energie schenken.

Kranke sollen, sagt Hildegard von Bingen, viel essen, damit sie Kraft bekommen und wieder gesund werden. Anders beim Gesunden: Ihm empfiehlt Hildegard, eher maßvoll zu essen und zu trinken. Für sie sind Essen und Trinken die Teilhabe an der Schöpfung. Hunger ist demnach nicht nur das Bedürfnis nach sättigender Nahrung, sondern auch die Sehnsucht nach der

Natur, nach Leben. Wer sich Kräuter, Brot und Lebensmittel einverleibt, bringt sich in Einklang mit der Natur, die ihm diese Lebens-Mittel schenkt. Ein solcher Gedanke ist den meisten Menschen heute fremd. Unsere Nahrung ist angereichert mit künstliche Aromastoffen, sie enthält Konservierungsstoffe und hat durch Erhitzung oder Kälteschocks wertvolle Vitamine und Keime verloren – der Körper tut sich schwer, diese Fremdstoffe zu verarbeiten oder auch nur auszuscheiden. Kein Wunder, dass der so ernährte Mensch zu wenig Lebensenergie besitzt, um sich gegen Krankheiten zur Wehr zu setzen. Der Rat Hildegards, Essen und Trinken zu kultivieren, ist viele hundert Jahre alt – und heute aktueller denn je, wenn es darum geht, den Menschen die Gesundheit zu erhalten.

Gleichgewicht von Bewegung und Ruhe

Alles Leben – im Alltag und im Kreislauf des Jahres – braucht einen guten Rhythmus von Bewegung und Ruhe. Die Zeiten für Arbeit und Muße müssen deshalb klug eingeteilt werden. Wer gegen dieses Prinzip der Ausgewogenheit verstößt und seinen Rhythmus verliert, wird im Leben dauernd Probleme haben, unter denen auch seine Gesundheit leidet. Denn wenn dieses Gleichgewicht fehlt, werden der Körper und die Seele in einem solchen Maße gestört, dass der Mensch krank wird. Hildegard bezieht sich dabei auf die biblische Schöpfungsgeschichte: Wer in der Balance bleibt, handelt nach dem Abbild Gottes, der in sechs Tagen die Welt erschuf und am siebten Tag ruhte.

In der hektischen Moderne ist dieses Gleichgewicht von Ruhe und Bewegung empfindlich gestört. Der Mensch hat das rechte Maß verloren. Die einzelnen Phasen sind verschoben, sie haben zueinander keine gute Beziehung. Teilzeitbeschäftigung und Schichtarbeit bringen den Rhythmus von Arbeit und Ruhe durcheinander, und den Menschen fehlt häufig die Muße, sich still hinzusetzen und – auch im kontemplativen Sinne – zur Ruhe zu kommen. Die permanente Bewegung ohne Pause wird zum

»Stress«. Nach Hildegard ist der Leib ein Tempel des Heiligen Geistes – und dieser Geist Gottes soll sich wohl fühlen im Körper des Menschen.

Stress ist meistens die Folge einer Fehleinschätzung: Der Mensch hat andauernd das Gefühl, etwas ganz Wichtiges erledigen zu müssen, er jagt deshalb von einem Termin zum anderen – und vergisst, dass er viel mehr Kraft schöpfen kann, wenn er zur Ruhe kommt. Das gilt für den Körper genauso wie für den Geist.

Der gute Rhythmus von Schlafen und Wachsein

Der Rhythmus von Schlafen und Wachsein entspricht nach Hildegards Auffassung dem kosmischen Wechselspiel von Tag und Nacht. Ob jemand zu viel oder zu wenig schläft – er schädigt mit diesem Ungleichgewicht sein Nervensystem und den gesamten Organismus. Regelmäßigkeit beim Schlafen schenkt dem Menschen erfrischende Träume, die im Unterbewusstsein die Seele heilen. Im Wachzustand ist der Mensch dann gut erholt, sein Geist, sagt Hildegard, ist geschärft. So ist der Rhythmus von Schlafen und Wachsein ein gesunder Wechsel zwischen unbewusster und bewusster Wahrnehmung des Lebens – und beide Zustandsformen sind wichtig.

Ungünstige, oft wechselnde Arbeitszeiten, Flugreisen durch die Zeitzonen, spätes Zu-Bett-Gehen, zu viel Alkohol und Zigaretten, das Fehlen von Pausen – solche Gewohnheiten zerstören den harmonischen Rhythmus von Schlafen und Wachsein.

Der Umgang mit dem eigenen Körper

Hildegard hat – immerhin schon im Mittelalter – die Pflege der Zähne, des Mundes, der Augen, Ohren und der Haut für besonders wichtig gehalten, und zwar für die Gesundheit ebenso wie für die Schönheit. Deshalb empfahl sie den sorgsamen Umgang mit dem eigenen Körper, der alles bekommen sollte, was ihm gut tut.

Hildegard als Prophetin der heutigen Kosmetikbranche? – Nein. Denn es geht der großen Mystikerin nicht darum, etwas vorzutäuschen, was ohne Kosmetika gar nicht da ist. Sie möchte zur Entfaltung bringen, was bereits vorhanden ist – und nicht etwas erscheinen lassen, das es hinter der Maske gar nicht gibt. Hildegard errichtet keine Fassaden, um die Wahrheit zu verschleiern.

Was wir daraus heute lernen können? Ganz sicher Folgendes: Der Mensch ist – je auf seine eigene Art – schön. Dazu braucht es keine kosmetischen Farbtöpfe, mit denen das Wesen des Menschen verdeckt wird. Hildegard will die »Schönheit« des Menschen pflegen, indem sie die Kräfte des Körpers erhält: die Zähne pflegen, damit sie richtig kauen können, die Haut pflegen, damit sie gereinigt und geschützt ist gegen Schmutz oder Infektionen, die Ohren pflegen, um gut zu hören – was Schöpfung und Leben ist, soll sich entfalten. Passt zu diesem Denken die Reinigungscreme aus der Parfümerie? Ja – wenn sie dazu dient, die Haut zu erhalten und zu pflegen. Keine Frau, kein Mann muss sich schämen, Kosmetika zu benutzen – es geht nur darum, dass man sich mit Schminke nicht verstellt, also etwas verbergen will oder etwas vorgaukelt, was in Wirklichkeit nicht vorhanden ist.

Umgang mit dem Körper bedeutet bei Hildegard auch die Beziehung zum Körper eines anderen Menschen. Das betrifft besonders die Sexualität. Es tut niemandem gut, wenn er den anderen wie seinen Besitz benutzt – statt die Beziehung zueinander in Liebe zu entfalten. Mann und Frau ergänzen sich in ähnlicher Weise wie der Schöpfer und seine Geschöpfe, sagt Hildegard. Einer herrscht nicht über den anderen, sondern gibt ihm die Möglichkeit, sich in der Beziehung zu entfalten.

Vernünftiger Umgang mit den Leidenschaften

Es gibt kaum einen Menschen ohne das, was die Tradition »Leidenschaften« nennt: Eifersucht, Geiz, Traurigkeit, Stolz, Hass, Zorn, Neid, Gier, Habsucht, auch sexuelle Besessenheit treiben und quälen ihn – oft genug zerstören diese Kräfte und Gefühle das harmonische Gleichgewicht im Menschen und machen ihn krank. Zu allen Zeiten haben die Menschen versucht, Herr über ihre Leidenschaften zu werden. In der Gegenwart scheint dies besonders schwer zu sein, weil die Gesellschaft Geld und Äußerlichkeiten überbewertet.

Zwischen den Emotionen des Menschen und den Organen seines Leibes gibt es enge Zusammenhänge. Leidenschaften können in diesem komplexen, vernetzten System von körperlichen und seelischen Funktionen Krankheiten verursachen, weil sie die innere Einheit des Menschen stören.

Hildegard von Bingen mit ihrem ausgeprägten Sinn für das praktische Leben weiß, dass der Mensch seine Leidenschaften nicht einfach abtöten kann. Vielmehr soll er versuchen, diese Laster anzunehmen und zu verwandeln – in Freundschaften. Leidenschaften haben stets ihren Ursprung in der Maßlosigkeit. Der Mensch schafft sich diese Laster selber, wenn er einen durchaus erstrebenswerten Zustand ins Übermaß steigert: Liebe wird dann zur Besessenheit, Selbstbewusstsein zu Stolz, Freude am Essen wird zur Völlerei, aus Gelassenheit entsteht Trägheit, Sparsamkeit wird zu Geiz, Freigebigkeit schlägt um in Verschwendung.

Die Rückkehr zum »guten Maß« ist deshalb der Schlüssel zur Befreiung. Auch die übrigen »Kardinaltugenden«, Tapferkeit, Klugheit und Gerechtigkeit, gehören bei Hildegard zu den Mitteln, durch die der Mensch seine Süchte umwandeln kann und von den extremen Polen wieder zu seiner Mitte zurückkehrt. Tapfer zu sein bei Versuchungen, sich selber und andere gerecht zu behandeln, die Klugheit und den Verstand einzusetzen, wenn Entscheidungen getroffen werden müssen – diese Tugenden in Verbindung mit dem rechten Maß können dem Menschen helfen, sich von seinen Leidenschaften nicht mitreißen zu lassen.

Vom Kampf mit den Dämonen: Süchte und Laster

In jedem Menschen wirken Kräfte, durch die er sein Leben entfalten kann – oder zerstört. Die Mönche haben lebensfeindliche
Anfechtungen, denen sie ebenso wie alle anderen Menschen
ausgesetzt waren, seit jeher besonders beachtet: Stolz und Neid,
Depression und Hass, Gier und Verschwendungssucht, Trägheit
und Hyperaktivität, Völlerei und Traurigkeit, Überdruss, Geiz
und Unkeuschheit. Die Mönche und Nonnen wussten, dass ihre
körperliche, seelische und geistige Weiterentwicklung hinter
den Klostermauern nur möglich war, wenn sie sich mit diesen
Versuchungen, die aus ihrer Gedanken- und Gefühlswelt auf-
stiegen, auseinander setzten – andernfalls war die Gefahr groß,
seelisch zu verhärten oder krank zu werden. Denn nicht die zerstörerischen Gedanken und Gefühle waren das Problem, sondern es kam darauf an, ob man sich von ihnen treiben und be-
herrschen ließ.

Die Erfahrungen, die die Mönche und Nonnen mit solchen
Anfechtungen machten, führten zur Ausbildung der so genannten
monastischen Dämonenlehre, die in ihrem Ursprung zurückgeht
auf die Anfänge des christlichen Mönchstums in den ersten Jahrhunderten, auf die Wüstenväter. Diese Laster und Versuchungen
wurden von den frühen Mönchen auf Kräfte zurückgeführt, die
sie »Dämonen« nannten. Die alten Mönche hatten nämlich herausgefunden, dass die »dämonischen Versuchungen« fast
immer nach dem gleichen Muster auftraten und abliefen und in
jedem Fall Auswirkungen auf die leib-seelische Gesundheit hatten. Auf der Grundlage dieser Erkenntnisse entwickelten sie
Anleitungen, wie sich ein Mensch verhalten kann, wenn ihn Leidenschaften und verwirrende Gefühle befallen. Dabei wurden
sieben Hauptsüchte unterschieden: Stolz, Neid, Zorn, Geiz, Unkeuschheit, Unmäßigkeit und Trägheit. Diesen Lastern wurden
sieben Tugenden entgegengesetzt, mit denen die Anfechtungen
bekämpft werden konnten: Glaube, Hoffnung und Liebe, ferner
Tapferkeit, rechtes Maß, Gerechtigkeit und Klugheit.

Diese uralten Erkenntnisse sind auch heute noch aktuell, wenn Störungen Leib und Seele verwirren.

Das wirksamste Mittel gegen Dämonen war für die Mönche die Wachsamkeit. Sorgfältig beobachteten sie ihren eigenen Zustand und die Tendenzen, die sich in ihnen regten. Fehlverhalten und falsche Orientierungen waren Signale dafür, dass sie in akuter Gefahr waren, von einem »Dämonen« heimgesucht zu werden. Wenn sich eine Versuchung erst einmal im Menschen »festgesetzt« hat, schwächt sie ihn, macht ihn von Mal zu Mal unreifer und süchtiger. Der Mensch erlebt an sich selber eine Zerstörungstendenz, die sich häufig sogar in eine körperliche Krankheit umwandelt.

Natürlich lässt sich einem bestimmten Laster nicht eine einzelne Tugend als Abwehrmittel entgegensetzen. Die Versuchungen treten meistens auch nicht einzeln als Laster auf, das man eindeutig identifizieren kann, sondern sind meistens ein fast undurchschaubares Geflecht von verschiedenen Gemütszuständen. Deshalb ist es auch so schwer, einem aufgetretenen Laster eine ganz bestimmte Tugend entgegenzusetzen, um sich zu befreien. Die einzelnen Laster (ebenso wie auch die Tugenden) lassen sich kaum klar voneinander zu trennen – man empfindet sie eher als ganzheitlichen Zustand. Deshalb gibt es gegen eine bestimmte Sucht auch kein exakt zuordenbares »Gegenmittel« aus der »Schatztruhe der Tugenden«, das wie eine Rezeptur hilft. Natürlich lässt sich das Laster der Unmäßigkeit am besten mit dem »guten Maß« besiegen. Aufrichtige Selbstbeobachtung hilft zu erkennen, welche Anfechtungen man gerade erlebt – und mit welchen Tugenden man sich von seinen »Dämonen« befreien kann. Alle Kräfte – die zerstörerischen wie die aufbauenden – sind in der Leib-Seele-Einheit vereinigt. Deshalb ist die Entwicklung einer Grundhaltung wichtig, in der sich die verschiedenen Tugenden vereinigen. Eine gute Grundhaltung ist das wirksamste Abwehrmittel gegen Süchte – ein Rat der Wüstenväter an unsere Computer-Generation. Diese Erkenntnis ist zugleich eine

51

große Hoffnung, weil sie ganz konkret den Weg zeigt, wie der Mensch mit seinen Lastern umgehen kann.

Früher haben die Mönche versucht, den Dämon, der sie befiel, erst einmal zu »identifizieren« – sie schrien ihm seinen Namen entgegen als Zeichen, dass er erkannt war. Dann erfolgte das »agere contra« (dagegen handeln), der Widerstand oder »Gegenangriff«. Der heilige Benedikt empfahl, die aufsteigenden zerstörerischen Gedanken am »Felsen Christus« zu zerschlagen. Dieser Akt der Befreiung gründete auf einer tiefen Gottesbeziehung, die in der Gegenwart allerdings nur selten anzutreffen ist.

Doch es gibt auch noch andere Abwehrmittel.

Gegen den Zorn hilft zum Beispiel, dass man ein paar Mal bewusst tief atmet. Der impulsive Zornausbruch wird dann am eigenen Atem scheitern. Eine ähnliche Reaktion hilft auch in anderen Fällen. Wenn negative Gefühle oder Gedanken aufsteigen, sollte man sofort und bewusst einen Rhythmuswechsel dagegensetzen: auf ruhiges Atmen, ruhiges Gehen achten, sich ein paar Minuten hinlegen oder ein kurzes Gebet sprechen, vielleicht nur die Worte »Jesus Christus, erbarme dich meiner« – ein abrupter Rhythmuswechsel als »agere contra«.

Meistens gibt es vor einem »dämonischen« Ausbruch deutliche Signale: Jemand raucht hintereinander drei, vier Zigaretten, ein anderer schüttet hastig ein paar Gläser Kognak hinunter, der Dritte wird plötzlich lustlos – die Menschen zeigen sehr unterschiedliche Reaktionen, bevor sie außer Kontrolle geraten. Wer bei sich immer wieder eine solche Beobachtung macht und aus Erfahrung weiß, dass sich jetzt eine »Versuchung« hochschaukelt, sollte sein »agere contra« mit einem sofortigen Rhythmuswechsel beginnen.

Kurzfristig kann ein »dämonischer« Gewaltausbruch auf diese Weise behoben werden, aber auf die Dauer hilft gegen die Laster nur eine veränderte Grundhaltung im Leben. Voraussetzung dafür ist es, dass man sich selber gegenüber wieder sensibel wird und bewusst wahrnimmt, was einem gut tut – und was nicht. Es ist besonders wichtig, dass der Mensch seine eigenen Schwachstellen erkennt, denn sie sind die Einfallstore für die »Dämonen«. Wie Bakterien und Viren dringen die zerstörerischen Kräfte über diese »Schlupflöcher« in den Menschen ein. Deshalb sollte jeder darauf achten, dass er mit seinen Worten, mit Gedanken, mit seinen Gebärden und mit seiner Grundhaltung weder sich selbst noch anderen Wunden schlägt, durch die die Störungen eindringen. Die meisten Menschen kennen ihre Anfälligkeit für bestimmte Versuchungen – und können den auslösenden Impuls vermeiden, wenn sie achtsam mit sich selber sind. Dazu gehört auch, dass man mit seinen Schwächen verantwortungsbewusst umgeht und nicht ständig die Schuld bei anderen sucht. Viele Menschen übernehmen heute keine Eigenverantwortung mehr. Sie rennen mit ihrer Verletzung sofort zum Arzt – der Doktor und seine Medikamente sollen helfen. Bei psychischen und geistigen Verletzungen ist es nicht anders. Nur wenige sind bereit, die eigene Schwäche als Verletzung zu sehen, die einem früher zugefügt worden ist, und einzugestehen, dass es wichtig ist, sich diese Wunde als Erstes einmal anzuschauen – wie ein guter Arzt, der eine Verletzung auch erst gründlich untersucht, bevor er mit der Behandlung beginnt. Eine Wunde bei sich selbst kann man manchmal alleine behandeln, manchmal hilft auch das Gespräch mit anderen – und auf der spirituellen Ebene kann man seine »offene Stelle« Gott zeigen und übergeben. Wer das tut, wird zu einer inneren Gewissheit kommen, wie er mit seiner Wunde umgehen muss, um wieder heil zu werden.

Heute tragen die Dämonen andere Namen als bei den frühen Mönchen, aber sie sind für den Menschen nicht weniger gefährlich: Gier, Neid, Überheblichkeit, Selbstvergöttlichung, Aggressivität, Instrumentalisierung von Menschen und Dingen, Maßlosigkeit und Überdruss – das sind die neuen Dämonen, denen viele erliegen.

Greed is Good – The Capitalist Pig Guide to Invensting (Gier ist gut – Investmentführer für Kapitalistenschweine) – mit diesem perfiden Titel hat kürzlich ein amerikanischer Autor ein Buch auf den Markt gebracht. Machtgier, Geldgier, Fressgier – die Menschen können nicht genug kriegen. Oft kommen diese Habsüchte beinahe harmlos daher, zum Beispiel die Neugier: Im Fernsehen, in den Klatschspalten der Zeitungen und Zeitschriften dringen die Journalisten in den Privatbereich von Menschen ein, um die lüsterne Neugier der Leser, Hörer und Zuschauer zu befriedigen. Dahinter steckt jedoch die Sucht, einen Menschen in Besitz zu nehmen, ihm seine Intimität zu rauben.

Zu den Habsüchten gehört der Neid, auch der Geiz, die drastisch übersteigerte Sparsamkeit: »Geiz ist geil«, heißt der entlarvende Slogan der Werbung. Das maßlose Habenwollen von Macht, Geld, Wissen – ist das vielleicht sogar der Versuch der Menschen, göttliche Allmacht zu erlangen, gottgleich zu werden? Die »modernen« Gesellschaften scheinen für solche Laster ein guter Nährboden zu sein, weil sich die Lebensprinzipien fast nur an äußeren Werten orientieren.

Gier, Geiz und Neid werden den Lastern der Habsüchte zugeordnet. Drei andere Süchte, die nicht nur für Mönche, sondern auch für die Menschen heute Versuchungen waren und sind, nähren sich aus der Egozentrik: Unkeuschheit, Zorn und Stolz. Hinter diesen dreien steht der Drang des Menschen, alles zu verdinglichen, schnell zu benutzen – und dann wegzuwerfen.

Egozentrik beginnt bei vielen Menschen mit dem Wunsch nach Selbstverwirklichung. So jemand will das Leben nur nach seinen eigenen Vorstellungen gestalten und sieht sein Ziel einzig in sich selbst. Die Brücken zu anderen Menschen werden abgerissen. Im Zorn schlägt die im Menschen vorhandene Energie und Kraft oft um in reine Aggressivität, die den anderen mit Gewalt für die eigenen Zwecke gefügig machen will. In der Übertreibung wird daraus ein verzweifelter Versuch, sich selber zum gottgleichen Wesen zu machen. Im eigenen rücksichtslosen Stolz überschätzt sich der Mensch und zerschneidet sämtliche Stränge der Beziehung zu sich und zu den anderen, die sich ihm unterwerfen müssen. Die Geschichte zeigt, dass viele Ideologien – nicht nur Nationalsozialisten oder Kommunisten – den Stolz und die Selbstüberschätzung so weit getrieben haben, dass sie Menschen, ja ganze Völker, die sich nicht unterwerfen wollten, ausrotteten. Die Energie, die solche Menschen haben, richtet sich nur auf Unterdrückung und Herrschaft über andere. An die Stelle echter Beziehungen ist die zwanghafte Sucht getreten, Andersdenkende zu knechten, notfalls auch mit Gewalt – vom Mobbing bis zum Eroberungskrieg. Das gilt für religiöse Fundamentalisten genauso wie für Eltern, die ihre Kinder »abrichten«. Ob rücksichtslose Sexualität, ob Zorn oder Stolz – immer geht es darum, in überzogener Selbsterhöhung den anderen Menschen dem eigenen Willen gefügig zu machen.

Bei den egoistischen Lastern werden weder die eigenen noch die fremden Grenzen beachtet. Es gibt keine Ich-Du-Beziehung mehr, weil der andere nur noch als Objekt gesehen wird, das man benutzt. Glück kann jedoch nicht wachsen, wenn der Mensch in seinem Machtrausch verharrt.

Der zornige Familienvater, der aggressive Marketing-Experte, der stolze Politiker, der exzessive Liebhaber – was können sie von den Erfahrungen der Mönche lernen? Eines ganz sicher: zu versuchen, demütig zu sein, also menschlich zu werden. Demut ist der Gegenpol zu Egozentrik und Selbsterhöhung. In der Demut vereinigen sich viele Tugenden. Sie setzt voraus, dass der Mensch sich bewusst macht: Es gibt außerhalb von ihm eine Instanz, die ihn trägt, der er sich anvertrauen kann, zu der er eine Beziehung hat. Diese Erfahrung macht ihn frei von seinen Ich-Süchten, die ihn geknechtet haben.

Demut zu lernen ist nicht leicht. Erste Schritte im praktischen Leben können sein, dass man jemandem etwas schenkt, ohne dafür Dank oder eine Gegenleistung zu erwarten: Geld, Zeit, einen bestimmten Gegenstand, Beachtung. Wie schwer fällt es oft, einem anderen aufmerksam und mit innerer Anteilnahme zuzuhören, ohne gleich als Besserwisser aufzutreten, seine eigene Wachsamkeit und Selbstbeobachtung zu schulen – und zu akzeptieren, dass andere etwas können, was man selber nicht kann.

Auch Schweigen fördert die Demut und das Menschwerden. Damit ist nicht gemeint, dass man im Gespräch verbittert verstummt, sondern dass man einfach still ist und hört. Diese Form des bewussten Schweigens kann jeder für sich einüben – auf einer Bank im Garten, beim Beobachten der Vögel im Park, an einem ruhigen Platz daheim, in der Natur, in einer Kirche.

Weit verbreitet ist heute ein Laster, das bei den alten Mönchen besonders gefürchtet war: die *acedia* – ein Zustand von Lustlosigkeit, Melancholie, Überdruss und Langeweile. Der Mensch mag dann sein Leben und sich selber nicht mehr. Seine Beziehungen zu sich selbst, zu anderen Menschen, zur Natur, zur Schöpfung und zu Gott sind zerschnitten. Gelähmt und widerwillig lebt der Mensch in den Tag hinein, von dem er eigentlich nichts mehr erwartet. »Cool« nennen viele fast bewundernd diesen Zustand, dem die Lebenswärme fehlt. Nichts rührt einen solchen Menschen mehr an; offenbar ist alles an ihm erkaltet. Doch die *acedia* befällt auch den entgegengesetzten Typ, dem in seiner verkehrten Gemütlichkeit vor lauter Gefühlsduselei dauernd die Tränen in den Augen stehen. In beiden Fällen droht die Gefahr, dass die Menschen ihr leeres, lustloses Leben mit Alkohol und anderen Drogen »bereichern«. In der Betäubung ihrer Sinne verschaffen sie sich für kurze Momente Erlebnisse, die sie verloren haben: Augenblicke der Intensität, Farben, Töne, Bilder.

Um aus dem Teufelskreis der *acedia* herauszukommen, muss der betroffene Mensch vor allem wieder lebendig werden. Das kann er, indem er ehrliche Auseinandersetzungen regelrecht sucht – mit anderen, aber auch mit sich selber. Diskussionen und persönliches Engagement für bestimmte Ziele sind ebenfalls sinnvoll, um die Trägheit zu überwinden. Hilfreich auf ganz andere Weise ist die bewusste Wahrnehmung des eigenen Körpers. Dafür eignen sich Sport, Tanz, Spaziergänge und Wandern in der Natur.

Der »aufgeklärte« Mensch schreit heute den »Dämon« natürlich nicht mehr an, wie es die frühen Mönche getan haben, aber er kann von ihrer anderen Methode profitieren: dass man sich nämlich seiner Gefühle wieder bewusst wird, über das eigene Leben nachdenkt – und mit jemanden, der es ehrlich und gut meint, darüber spricht. Gerade das Gespräch mit einem anderen Menschen kann helfen, die eigenen Probleme und Versuchungen zu erkennen. Idealerweise wäre dieser Gesprächspartner – im wahrsten Sinne des Wortes – ein Seelsorger. Helfen wird natürlich auch ein erfahrener Arzt, ein Psychotherapeut, ein spiritueller Begleiter. Mit ihrer Hilfe kann der betroffene Mensch verhindern, dass sich die schlechten Gefühle zu einer Krankheit »materialisieren«, dass Freundschaften zerbrechen, dass die Arbeit ihren Sinn verliert, dass die Gier den Habsüchtigen zerfrisst, dass sich Beziehungen auflösen. Immer geht es dann darum, das Leben zu ordnen, einen neuen Rhythmus zu finden und bei allem, was man tut, das rechte Maß zu beachten. Denn es sind die Übertreibungen, die die zerstörerischen Gedanken und Gefühle im Inneren entfachen. Die tiefste Ursache dafür, dass der Mensch von Lastern befallen wird, ist sein Gefühl, dass er verlassen, ungeliebt und ungeborgen ist. Dieses Getrenntsein von sich selbst, von anderen Menschen, von der Schöpfung und von Gott erzeugt in ihm Angst und Verzweiflung. Erst die Rückkehr zu sich selbst und zu einer neuen Ordnung mit lebendigen Beziehungen führt ihn wieder heraus aus der Hölle – und hinein ins Leben.

Für jemanden, der von »Dämonen« heimgesucht wird, ist also ein Freund, ein geistlicher Begleiter wichtig. Er kann sozusagen zum »Sieb« werden, in das der andere seine Gedanken hineinfallen lässt, oft sogar zum klärenden Spiegel, in dem sich der andere erkennen kann. Dem Menschen, der von Lastern befallen wird, nützt es freilich wenig, wenn sein Gegenüber in falsch verstandener Hilfe zu allem nur verständnisvoll nickt – wer wirklich helfen will, muss sich in die Auseinandersetzung hineinbegeben. Da bleibt es auch nicht erspart, dass man dem anderen die Wahrheit in Liebe sagt und ihn darauf hinweist, dass er mit seinem

Verhalten sich selber und anderen schadet. Durch Schweigen und Beschönigen wird das Problem nicht gelöst. Die Auseinandersetzung mit den »Dämonen« erfordert also von allen, auch vom geistlichen Begleiter, Ehrlichkeit und Mut, ja Kampfeslust.

Von behütenden Mächten: die guten Geister

Wer glaubt, dass mit dem letzten Atemzug die Existenz des Menschen definitiv zu Ende ist, der sollte dieses Kapitel vielleicht überblättern. Denn jetzt ist die Rede von Dingen, die sogar manchem Gläubigen einiges zumuten: nämlich von Geistwesen, die man in der Not um Hilfe anrufen kann.

Im vorigen Abschnitt ging es um »dämonische« Kräfte, die den Menschen befallen können – und in ähnlicher Weise existieren in der Geistwelt auch Schutzmächte, die dem Menschen beistehen, wenn er in Gefahr gerät. Mehr noch: Sie sind nicht nur da, sondern man kann sie sogar anrufen und sich mit ihnen verbünden, um drohendes Unheil abzuwenden. Diese Erkenntnis kommt nicht nur aus den Klöstern, sondern ist christliche und überhaupt spirituelle Tradition von Anfang an in vielen Religionen durch die ganze Menschheitsgeschichte. Mönche und Nonnen haben über die Jahrhunderte hinweg Heilige und Engel angerufen – als Helfer in ihrem spirituellen Kampf oder einfach im Gebet. Benedikt sagt, die Mönche sollten sich bewusst sein, dass sie im Angesicht der Engel leben, beten und arbeiten. So wie sie ihre Vorstellung von Dämonen in Bilder gefasst haben, vertrauten sie in der Not bei ihrem Kampf gegen diese Mächte auf den Beistand aus der Geistwelt und baten die Schutzmächte um Hilfe.

Wenn ein Mensch von schlechten Gedanken und Gefühlen heimgesucht wird, sollte er diese Anfechtungen (wie im vorigen Abschnitt beschrieben) zunächst einmal selber stoppen. Dabei ist es auch hilfreich, sie zu benennen – sie vielleicht auch wirklich aufzuschreiben: Habsucht, Neid, Geiz, Stolz und all die Bilder, die in einem auftauchen. So werden die »dämonischen« Versuchungen erst einmal dingfest gemacht, materialisiert. Vielleicht kann man zusätzlich zur Benennung sogar noch ein Symbol, ein Bild oder einen Gegenstand finden – zum Beispiel Hass durch einen Stein symbolisieren oder Stolz durch ein Stück Stacheldraht. Der Phantasie sind dabei keine Grenzen gesetzt. Das selbst gewählte Symbol ist dann die Entsprechung eines solchen negativen inneren Zustandes.

»Dämonische« Gedanken blähen den Menschen auf oder lassen ihn verkümmern – doch mit einer geistigen »Operation« kann er sein schlechtes Gefühl, das er selber als Gegenstand, zum Beispiel als Stein, materialisiert hat, symbolisch aus seinem Körper entfernen und vor sich hinlegen: Jetzt ist er in der Lage, sich das vor ihm liegende Problem anzuschauen. Aber allein mit dem Betrachten ist das Problem meist nicht gelöst, es muss bearbeitet und letztlich verwandelt werden.

Was also jetzt tun mit dem Stein?

Wenn der betroffene Mensch – wieder symbolisch gesprochen – diesen Stein dem Nächsten an den Kopf wirft, hat der »Dämon« vermutlich sein Ziel erreicht. Aber er kann diesen Stein auch bearbeiten, indem er ihn zu einem Kunstwerk modelliert oder als Teil einer Mauer zum Hausbau verwendet. Anders ausgedrückt: Die impulsiven Kräfte, die den Menschen zerstören, können verwandelt werden – aus dem Stein, der einmal zerstörerischer Stolz war, wird ein konstruktives Element für den Bau eines Hauses. »Schwerter zu Pflugscharen« heißt es bei den Propheten – ein wunderbares Sinnbild für den Verwandlungsprozess.

Die Schutzgeister aus der nichtirdischen Welt verwandeln nach dem Glauben und nach der Erfahrung einer langen monastischen Tradition die dämonischen Kräfte in etwas Neues, Konstruktives, Gutes. Allein auf sich gestellt, wäre der Mensch wahrscheinlich den zerstörerischen Kräften nicht gewachsen, aber mit Hilfe seiner Verbündeten kann der vom Stolz, vom Neid, vom Geiz aufgeblähte Mensch zurückkehren zum rechten Maß. So wird der Kampf gegen die »Dämonen« zu einem positiven Wandlungsprozess, der letztlich die destruktiven Kräfte wieder zum Leben zurückbringt.

Wer sind nun diese Schutzmächte, die bei diesem Wandlungsprozess helfen?

Da gibt es zunächst jene Wesen, die Engel genannt werden. Christliche Überlieferung weiß: Sie entstammen dem Geist Gottes, mit dem sie ständig in Verbindung stehen. Ihr Ziel ist die Förderung des Lebens, während die Dämonen ihre Sehnsucht nach dem Leben pervertiert haben. In Schauungen, Offenbarungen und Visionen sind immer wieder regelrechte Engel-Hierarchien beschrieben worden. Hier geht es jedoch mehr um die unterschiedlichen Geistwesen, mit denen sich Menschen in Not verbünden können.

Im persönlichen Schutzengel hat jeder einzelne Mensch – in einer für uns nicht vorstellbaren Form – ein Wesen zur Seite, das aus dem Geist Gottes kommt und ihm ganz individuell zur Verfügung steht, ihn in allen Situationen behütet. Warum soll sich der Mensch diesem persönlichen Schutzengel nicht anvertrauen und ihn sich sozusagen nutzbar machen?

Wenn ein Mensch in Not geraten ist und alleine verloren wäre – wie kann er seine Schutzgeister anrufen, damit sie ihm helfen? Im Grunde nach der gleichen Methode, wie die Mönche mit Dämonen verfahren sind: Man muss sie »dingfest« machen, sie also direkt mit ihrem Namen anrufen.

Zum Beispiel die drei Erzengel: Michael, den Schutzgeist gegen Größenwahn und Allmachtsphantasie, Gabriel, den Engel, der uns hellhörig macht für menschliche und göttliche Botschaften, oder Raphael, der als ständiger Begleiter des Menschen in allen Höhen und Tiefen gilt. Aber auch viele Gläubige tun sich schwer, einen Engel wie einen Menschen mit Namen anzurufen. Sie wenden sich in ihrer Not dann einfach gedanklich an ein Geistwesen, das ihnen nahe steht.

Es gibt einen Hymnus zum Heiligen Geist, der ebenfalls ausdrückt, an wen sich der Mensch in der Geistwelt wenden kann. Denn in dem Hymnus werden den einzelnen »Facetten« des

Geistes Namen gegeben: Geist des Rates, Geist der Stärke, Geist des Wissens, Geist der Güte, Geist der Demut, Geist der Freundlichkeit ... Und so kann jeder auf ganz persönliche Weise seinen Schutzgeistern Namen geben.

Neben den vielen Engeln, die einem Menschen beistehen können, gehören auch die Heiligen zu den helfenden Geistwesen. Diese Seelen von verstorbenen Menschen, die auf Grund ihres außergewöhnlich gottnahen Lebens zu Heiligen wurden, wirken mit ihrem Geist herein in das irdische Leben. Sie helfen dem, der sie in der Not anruft und um Beistand bittet.

Zu den guten Schutzgeistern gehören auch alle Verstorbenen, zu denen man eine gute innere Beziehung hatte. Das kann der verstorbene Großvater sein, die tote Mutter, ein verunglückter Bruder – auch ein Nichtverwandter, ein guter Freund, mit dem man im Leben eine besondere Verbindung hatte. In allen Religionen der Welt, auch bei vielen Naturvölkern, werden geistige Beziehungen zwischen Lebenden und Verstorbenen als wirkkräftig und heilsam beschrieben.

Ein anderer Schutzheiliger ist der Namenspatron. Der eigene Name hat zunächst seine Bedeutung für das jetzige Leben, aber er steht in besonderer Beziehung zu dem Menschen, der als Heiliger (also als heiler Mensch) diesen Namen trug. Das betrifft vor allem auch die Lebensgeschichte jener Person, deren Namen man trägt. Es ist sicher nicht verkehrt, sich mit dem Leben und dem Schicksal seines Namenspatrons zu beschäftigen – und ihn zu seinem Vertrauten und Gefährten zu machen, vor allem in Bedrängnis.

Oberhaupt ist es nichts Schlechtes, einmal ein Buch über das Leben von Heiligen zur Hand zu nehmen. Jeder wird auch in den Heiligen-Legenden, also nicht nur in der Lebensgeschichte im engeren Sinne, Hinweise finden, die für ihn persönlich wichtig sind. Denn aufschlussreich sind vor allem die mythologischen Bilder und Legenden, die den jeweiligen Heiligen symbolisieren – daraus kann auf besondere Weise eine innere Beziehung zur Seele dieses verstorbenen Heiligen entstehen.

Zum Beispiel wird der heilige Christophorus (*Christo-phoros* = der Christusträger) stets dargestellt als ein Mann, der ein Kind über den Fluss trägt – er ist ein Schutzgeist, der Menschen gut durch die Gefahren des Leben geleitet. Viele verbünden sich mit ihm, indem sie eine Christophorus-Plakette im Auto mitnehmen, andere tragen sein Bild bei sich – jeder auf seine Art. Menschen, die das tun, wollen das Wesen dieses Heiligen in sich aufnehmen und ihn bei Gefahr an ihre Seite holen.

Auch bei Menschen, die nicht im traditionellen Sinn »fromm« sind, können wir beobachten: Ein Bild von dem verstorbenen Freund, von der Mutter, vom Bruder bringen den schützenden Geist des Toten in die Gegenwart des Raumes – seine guten Eigenschaften sind dann präsent.

Erstaunlich ist auch, was Gläubige wie Ungläubige tun, wenn sie in der Kirche vor den brennenden Kerzen stehen. Sie zünden meistens selbst eine Kerze an und treten auf diese Weise mit einem Heiligen, vor dem sie gerade stehen, in Verbindung – auch das ist eine Verbündung mit einem Schutzgeist. Warum also sollte sich ein Mensch nicht an Schutzgeister wenden, wenn er in Not ist, wenn es doch einem tiefen Bedürfnis entspricht?

Von der Heilkraft der Demut

Die Demut, von der das siebte Kapitel der Regel des heiligen Benedikt spricht, ist ein zentrales Element seiner Weisungen für ein spirituelles Leben. »Jeder, der sich erhöht, wird erniedrigt, und wer sich erniedrigt, wird erhöht werden« – mit diesem Zitat aus der Bibel warnt Benedikt seine Mönche vor Stolz und Selbsterhöhung, die das Leben zerstören. Die Demut ist das Mittel, um diesen Versuchungen zu widerstehen.

Benedikt verwendet dabei das Bild von der Leiter: Die beiden Holme symbolisieren den Leib und die Seele des Menschen – und die zwölf Sprossen sind die »Stufen der Demut«. So trägt die Leib-Seele-Einheit den Menschen auf seinem Weg, der ihn über die »Stufen der Demut« zum Leben führt. Allerdings stellen die einzelnen Stufen keine Rangfolge von unten nach oben dar, sondern symbolisieren die Verbindung von Himmel und Erde.

Als erste Stufe der Demut bezeichnet Benedikt die Ehrfurcht vor Gott – und damit vor dem Leben. Ehrfurcht vor Gott ist heute selten geworden, weil Gott als abstrakte, ferne Größe gesehen wird. Ehrfurcht aber braucht eine personale Beziehung. Die meisten Menschen leben nach Grundsätzen, die von einer Gottesbeziehung weit entfernt sind. Aber sie übersehen dabei, dass eine Entscheidung gegen Gott immer auch eine Entscheidung gegen ihr eigenes Leben ist. Ohne das Bewusstsein, dass es eine höhere Instanz gibt, die wir in der christlichen Religion Gott nennen, bleibt der Mensch in seiner Ich-Bezogenheit gefangen. Er verliert sein Leben, weil er sich der Verantwortung gegenüber sich selbst und anderen nicht bewusst ist. So kann er Schwächen und Unvollkommenheiten nicht in sein Leben integrieren. Er erkennt nicht, dass er mit seinem Körper auch eingebunden ist in eine spirituelle Welt – und dass die körperliche, die psychische und die geistige Ebene in vielfältiger Weise miteinander in Beziehung stehen. Nicht nur die sichtbaren und greifbaren Dinge sind eine Realität, sondern auch die spirituellen Zusammenhänge.

Die zweite Stufe der Leiter betrifft das Ego des Menschen. Die Mönche sollen zur Einsicht kommen, dass es falsch ist, den eigenen, egoistischen Willen durchzusetzen, und dass wirkliches Leben nur möglich ist in der Beziehung – zu anderen Menschen, zu Dingen, zu Lebewesen in der Natur, zur Schöpfung und zu Gott. Deshalb führt der Ego-Trip in die Sackgasse und macht krank.

In der dritten Stufe der Demut spricht Benedikt vom Gehorsam der Mönche. Damit meint er, dass die Mönche mit Liebe und Aufmerksamkeit ein Leben lang, bis zum Tod, »hören« sollen. Die Entfaltung dieser Fähigkeit ermöglicht die Hingabe an einen Menschen, an eine Sache, an die höhere Ordnung.

Um Tapferkeit und Beharrlichkeit auch in schwierigen Lagen, sogar dann, wenn einem Unrecht geschieht, geht es in der vierten

Stufe der Demut. Stärke in der Krise, Treue zu sich und zu anderen – Benedikt drückte es vor 1500 Jahren so aus: »Er (der Mönch) erträgt das alles, ohne sich entmutigen zu lassen oder wegzulaufen; denn er denkt an das Wort der Schrift: Wer bis zum Ende standhaft bleibt, der wird gerettet.« Heute handeln die Menschen oft anders: in der Politik, am Arbeitsplatz, in der Familie, in Situationen in denen ein entschiedenes Eintreten für Schwache notwendig ist – viele hängen ihr Fähnchen in den Wind, um nirgends anzuecken. Wie schön wäre es, wenn sich in kritischen Stunden Liebe, Glaube und Hoffnung mit der Tugend der Tapferkeit verbünden würden! Demütig zu sein heißt nicht zu kuschen – im Gegenteil: Das beharrliche Verfolgen des eigenen Weges bringt es manchmal mit sich, dass man sich quer stellt, dass man mit Geduld und ohne Aggression seine Stimme erhebt, um Unheil oder Gefahren abzuwenden.

Auf der fünften Stufe der Demut bekennt der Mönch dem Abt seine bösen Gedanken und inneren Regungen, die in seinem Herzen aufsteigen, auch Taten, die er heimlich begangen hat. Diese Offenlegung vor sich selber und vor einem anderen ist eine Form von Selbsterkenntnis, in der die eigene Schuld, das eigene Versagen nicht mehr verborgen wird. Schwächen gehören zum Leben – dazu zu stehen, befreit den Menschen von der Angst, entdeckt zu werden, und gibt ihm Stärke und Kraft. Das Verbergenmüssen der eigenen Schwächen tut dem Körper und der Seele nicht gut. Oft schlägt sich die Unwahrhaftigkeit auf den Magen oder geht an die Nieren – und verwandelt sich tatsächlich in eine körperliche Krankheit. Deshalb ist ein offenes Gespräch mit einem vertrauten Freund, mit dem Ehepartner, mit einem guten Arbeitskollegen so wichtig.

In der sechsten Stufe geht es um Versöhnung und darum, sich manchmal auch mit dem Geringeren zufrieden zu geben. Dieser Haltung liegt die Einsicht zugrunde, dass man seine eigenen Grenzen erkennt und auch von anderen, die ebenfalls unvollkommen sind, nicht Maßloses fordert. Die Erkenntnis, dass man im Leben vieles nicht kann, darf nicht verwechselt werden mit einem

Minderwertigkeitskomplex. Demut ist eine Tugend, die den Selbstwert des Menschen nicht verletzt. Wer eine bestimmte Aufgabe nicht erledigen kann, weil er dafür keine Fähigkeit hat, braucht sich weder zu schämen noch muss er den Anschein erwecken, er könne es doch. Selbstüberschätzung führt in solchen Fällen höchstens zu schlechten Ergebnissen. Was tut es schon, wenn man seinen abgestürzten Computer nicht wieder funktionsfähig machen oder den Fehler am Automotor nicht selber reparieren kann? Aber wie wenige Menschen, gerade in herausgehobenen Positionen, sind in der Lage, Schwächen einzuräumen und zu bekennen, dass sie eine Aufgabe nicht lösen können. Sie wollen alles besser wissen – und sehen nicht, dass Selbstüberhöhung den Menschen eher klein macht.

Die siebte Stufe der Demut verstärkt diese Erkenntnis der eigenen Grenzen noch einmal. Jetzt geht es aber darum, sich nicht nur in Worten und Handlungen zurückzunehmen, sondern wirklich aus innerster Überzeugung. Dieses Eingeständnis vor sich selber löst den inneren Druck, ständig vollkommen sein zu müssen. Manchmal schauen einen die anderen sogar schief an, wenn man plötzlich nicht mehr der Alleskönner ist, als den man sich dauernd hingestellt hat. Doch wer es schafft, seine eigene Unvollkommenheit aus tiefstem Herzen zu akzeptieren, wird frei, wird stark – und ist menschlich.

»Der Mönch tut nur das, wozu die gemeinsame Regel des Klosters und das Beispiel der Älteren mahnen«, so umschreibt Benedikt die achte Stufe der Demut. Das bedeutet zweierlei: Der Mensch braucht für sein Leben eine Grundordnung – und er muss stets beachten, was er von seinen Lehrern gelernt hat. Eine gemeinsame Lebensregel gibt allen Sicherheit – das gilt auch für die Familie und für die Arbeit, für die Schule, für das Wertesystem einer Gesellschaft. Ohne verbindliche Regeln bricht Chaos aus. Aber eine Vereinbarung ist nichts unveränderlich Erstarrtes, sondern wird durch beständiges Lernen weiterentwickelt.

In der neunten Stufe »hält der Mönch seine Zunge vom Reden zurück, bleibt still und redet nicht, bis er gefragt wird«. Es ist oft gesünder, heilsamer und wohltuender, nicht einfach draufloszuplappern, sonst wird das Gespräch zum Geschwätz.

Um Schweigen, um aufmerksames Zuhören und ums Reden geht es auch bei der zehnten und elften Stufe der Demut. Benedikt ermahnt seine Mönche, vor allem den Spott zu vermeiden. Überhebliches Gelächter, Witze auf Kosten anderer, Unwahrhaftigkeit beim Reden, beleidigende Frozzeleien, all das untersagt der Ordensgründer – ein Rat, der auch heute manchen Streit und viele Verletzungen verhindern kann.

Auf der elften Stufe wird von dem, der spricht, Freundlichkeit und Würde verlangt. Und wörtlich schreibt Benedikt allen »Dampfplauderern« ins Stammbuch: »Den Weisen erkennt man an der Kürze seiner Rede.« Gesprochene Worte haben zu allen Zeiten große Wirkung – für den, der sie sagt, und für den, der sie hört. Diese Erkenntnis scheint vielen Menschen abhanden gekommen zu sein – das gilt für Bundestagsdebatten wie für Stammtischreden und auch für manche Unterhaltung daheim.

Die zwölfte und letzte Stufe der Demut will, dass der Mensch in seinem inneren und äußeren Verhalten authentisch ist. Herz und Mund sollen miteinander im Einklang sein. Auf der ersten Stufe schaute der demütige Mensch zum Himmel, jetzt blickt er auf die Erde. In Demut und Ehrfurcht ist er sich seines Lebens bewusst, seiner Stärken und Schwächen, seiner eigenen Wahrhaftigkeit – der Mensch ist wahrhaftig geworden in seiner inneren und äußeren Haltung. Wer diesen Zustand erreicht, ruht in sich. Dieser Mensch bläht sich nicht auf, sondern steht im Leben, in Demut gegenüber anderen und in Demut vor Gott. Er hat den Weg zu seinem wahren Selbst gefunden. Ein solcher Zustand, sagt Benedikt, macht dich in deiner Seele und an deinem Leib gesund.

Für unser heutiges Leben bedeutet das: Wir sollen bei allem, was wir tun, bescheiden, maßvoll, demütig und menschlich sein – beim Denken, beim Reden, beim Handeln. Selbstherrlichkeit erzeugt geistige und körperliche Krebsgeschwüre. Durch die Demut bekommt der Mensch das gute Leben zurück, das ihm vorher die Angst geraubt hatte. Liebe, Freude am Leben und Kraft zur Gesundheit sind dafür der Lohn.

Zur Demut braucht der Mensch ein starkes Rückgrat, innere Sicherheit und das Vertrauen in seinen Selbstwert. Manche glauben, Demut sei nur notwendig beim »einfachen Volk« – und die Führungspersönlichkeiten müssten mit starker Hand regieren. Auch das ist nicht richtig. Gerade in verantwortlichen Positionen – in der Politik, in den Chefetagen der Wirtschaft, in Wissenschaft und Kunst – ist Demut, also wirkliches Menschsein, heute bitter notwendig.

Wir dürfen, was die Werte in der Gesellschaft betrifft, nicht mehr weitermachen wie bisher – und auch nicht auf die anderen warten. Auch schon bevor die Schulen umdenken, bevor die Politik und die Wirtschaft Veränderungen beschließen, bevor die Medien den Irrweg verlassen, bevor auch die Kunst über ihre Verantwortung neu nachdenkt – bevor all dies geschieht und eine grundsätzliche Wende einleitet, kann jeder Mensch bei sich mit der Umkehr beginnen. Die Erfahrungen der Mönchsväter werden dabei hilfreich sein. Die Einübung der Demut wird den Allmachtswahn, von dem heute viele besessen sind, beseitigen – und das Tor zum wirklichen Leben aufstoßen, in dem auch Schwächen und Unvollkommenheit ihren Platz haben. Papst Johannes Paul II., der von schwerer Krankheit gezeichnete Greis, ist zum Symbol dafür geworden: Hunderttausende, vor allem auch junge Menschen, versammeln sich auch deshalb um ihn, weil er durch seine Person zeigt, dass Krankheit und Leiden zum Leben gehören. Seine scheinbare Schwäche wird zur Stärke und zeigt: Demut macht den Menschen frei und gibt anderen Trost.

Von den »geistlichen Werkzeugen« der Lebenskunst

Im vierten Kapitel seiner Ordensregel gibt der heilige Benedikt eine Reihe von Empfehlungen, die dazu helfen können, ein gutes Leben in einer Gemeinschaft zu führen. Auf der Basis der Grundhaltungen, die er in seiner Demutslehre beschrieben hat, gibt er konkrete Anleitungen, was zu tun und zu lassen ist. Er nennt sie die »Werkzeuge der geistlichen Kunst«. Man könnte sie auch als Instrumente für gutes Tun oder gutes Leben – und auch als Mittel zur Förderung der Gesundheit bezeichnen. Benedikt entnimmt seine Weisungen zum Teil der Bibel, aber auch anderen Traditionen. So empfiehlt er unter anderem auch die so genannten »Werke der Barmherzigkeit«. Insgesamt sind es mehr als siebzig »Werkzeuge«, die helfen, ein gutes Leben zu führen. Natürlich sind in diesem umfangreichen »Werkzeugkasten« die Instrumente in ihrer Bedeutung unterschiedlich.

Im Umgang mit sich selbst und mit anderen Menschen empfiehlt Benedikt stets die »goldene Regel«, dass niemand einem anderen etwas antun soll, was er selber nicht erleiden will – ein Lebensprinzip, das sehr viel später in ähnlicher Weise der Philosoph Immanuel Kant mit seinem kategorischen Imperativ gefordert hat und das wir auch in anderen Religionen finden. Benedikt bezieht diese Grundregel allerdings nicht nur auf andere, sondern auch auf den Handelnden selber – er soll sich auch selbst nichts Schlimmes antun. Das gleiche Prinzip gilt in der transzendenten Beziehung: Auch gegenüber Gott darf der Mensch nichts tun, was ihn selber verletzt oder ihm Leid zufügt.

Insgesamt geht es Benedikt nicht nur um die praktische Gestaltung des Zusammenlebens mit anderen, sondern er sieht auch den Menschen in seiner Leib-Seele-Einheit. Der Mensch selber ist ein Kosmos, eine Gemeinschaft. Die einzelnen Organe, Gefühle, Empfindungen und Gedanken wirken zusammen. Was die Beziehung des Menschen zu sich selbst fördert, also die eigene Wahrhaftigkeit, fördert auch die Beziehung zu anderen und zu Gott.

Man könnte diese Imperative fast als Notapotheke für Leib und Seele bezeichnen. Wie bei allen heilsamen Anwendungen ist auch hier das gute Maß zu beachten, die persönliche Entwicklung und die Möglichkeiten, die der Einzelne für sich und mit anderen hat. Die Instrumente des gesunden Lebens im vierten Kapitel der Regel des heiligen Benedikt lassen sich in mehrere Untergruppen einteilen.

Zuerst die Liebe

Benedikt beginnt das Kapitel mit den Worten: »Vor allem: Gott, den Herrn lieben mit ganzem Herzen, mit ganzer Seele und mit ganzer Kraft. Ebenso: Den Nächsten lieben wie sich selbst.«

Ober allem steht die Liebe. Sie zeigt sich in der Gottesliebe, in der Liebe zum Nächsten und zu sich selbst. Die Liebe fügt sich selber und dem anderen nichts Böses zu. Sie kennt Stärken und Schwächen und ist getragen vom Willen zum Leben und zum Guten, weil Gott den Menschen zuerst geliebt hat und ihm die Kraft zu dieser Liebe schenkt. Gottesliebe, Selbstliebe und Nächstenliebe werden so zur Grundlage des guten Lebens und der leib-seelischen Gesundheit.

»Nicht töten. Nicht ehebrechen. Nicht stehlen. Nicht begehren. Kein falsches Zeugnis geben. Alle Menschen ehren. Keinem anderen etwas antun, was man selbst nicht erleiden möchte.«

Diese Anweisungen sind eine Ausfaltung des großen Liebesgebotes. Nicht zu töten meint nicht nur, niemanden zu ermorden oder fahrlässig seinen Tod zu verschulden, sondern es bedeutet auch: das eigene und fremde Leben achten und schützen. In dieser Anweisung geht es auch um Verluste überhaupt: Der schlimmste Verlust ist ja der Verlust des Lebens in einem umfassenden Sinn. Leben zu schützen heißt auch, die eigenen und die fremden Beziehungen zu achten. Dabei geht es nicht nur um Ehebruch, sondern auch darum, dass dem Menschen die Beziehungen zu sich selbst und zu anderen heilig und schützenswert sind. Die Beziehung anderer zu schützen ist genauso heilsam, wie eigenes und fremdes Eigentum zu achten. Denn Eigentum ist nicht nur materieller, sondern auch geistiger Besitz – es gehört zum Wesen eines Menschen. Wenn man das Wesen und das Eigentum eines anderen achtet, wird man auch die eigenen Grenzen und die der anderen beachten. »Nicht begehren« bedeutet in diesem Zusammenhang: das eigene Denken, die eigene Gier, die eigenen Wünsche so zu kennen und im Zaum zu halten, dass man weder in Gedanken noch in Worten noch in Taten Grenzen überschreitet. Durch Grenzüberschreitungen kommt es immer wieder zu Verletzungen. Jeder Mensch, der einen anderen verletzt, verletzt sich auch selber.

Zu den Grundlagen des Lebens gehört die Wahrheit, die jeder Mensch in sich trägt. Wenn ein Mensch falsches Zeugnis über sich und andere gibt, wenn er die Wahrheit nicht ernst nimmt, wird Leben verletzt. Es gibt dabei oft Wunden, die nur schwer zu heilen sind.

Das wichtigste Fundament eines guten Lebens aber ist die Ehrfurcht vor der Würde des Menschen – jene Grundlage, die in vielen Gesetzen und in der Charta der UNO festgeschrieben ist. »Alle Menschen ehren« heißt, dass jeder Mensch ein Recht auf seine Würde hat und dass ihm aufgrund seines Menschseins Ehrfurcht entgegengebracht wird. Davon gibt es keine Ausnahme. Weder Religion oder Rasse noch Geschlecht oder Herkunft dürfen Gründe sein, um einem Menschen die Ehrfurcht zu verweigern. Benedikt schließt diesen ersten Abschnitt seiner »Instrumente der guten Werke« mit der goldenen Regel ab: Niemand darf einem anderen etwas antun, was er selbst nicht erleiden möchte. Positiv formuliert bedeutet das: Jedem anderen Menschen soll man das geben, schenken und tun, was man selber von ihm erwartet.

Grenzen als Möglichkeiten

In den folgenden vier Anweisungen gibt Benedikt den Hinweis, dass immer dort, wo Grenzen erfahren werden, auch Möglichkeiten liegen. Wenn Grenzen nur als Einschränkungen gesehen werden, besteht die Gefahr, dass man sie bewusst oder unbewusst permanent überschreitet und dabei sich und andere verletzt. Benedikt schreibt: »Sich selbst verleugnen, um Christus zu folgen. Den Leib in Ordnung halten. Sich Genüssen nicht hingeben. Das Fasten lieben.«

Sich selbst zu verleugnen bedeutet nicht, das eigene Selbst aufzugeben. Nach unserem Verständnis meint Benedikt hier, dass es eine Grenze unseres Ego gibt, auch unseres Selbstseins; diesem müssen wir Grenzen setzen, um ein größeres Ziel anzustreben. Christus wird dabei als der Mensch gesehen, der in seiner Gottes- und Nächstenliebe ganz und heil war und so Leben ermöglicht hat. Selbstverleugnung als Selbstzweck ist Selbstverneinung – und das wäre abzulehnen. Sich selber zu begrenzen, um einem größeren Ziel zu folgen, um sich als ganzer Mensch zu verwirklichen, das ist etwas, was dem Leben eine neue Richtung gibt und dadurch heilend wirken kann.

Dazu ist es notwendig, den eigenen Leib in Ordnung zu halten. Innere und äußere Ordnung des Leibes, angefangen von der Körperpflege über vernünftige und ausgewogene Ernährung bis hin zur Bewegung, ist ein wirkliches Heilmittel nicht nur für den Leib, sondern auch für die Seele. Und wenn Benedikt meint, dass man sich nicht den Genüssen hingeben soll, dann meint er damit, dass man zuerst einmal seine Illusionen aufgibt und die eigenen Grenzen erkennt, die dem Leib und der Seele gesetzt sind. Wer nur noch das sucht, was ihm schmeichelt, und nur das isst, was den Gaumen kitzelt, der wird er über kurz oder lang erkennen, dass ihm diese Übertreibung nicht gut tut. Jede Maßlosigkeit schadet dem Körper und der Seele genauso wie den Beziehungen und der Umwelt des Menschen. Deshalb empfiehlt Benedikt, »das Fasten zu lieben«. Das heißt, dass man Einschränkungen, vielleicht auch Verluste, aus einem anderen Blickwinkel sehen soll als nur als eine Beschneidung seiner Möglichkeiten. Wenn der Mensch das Fasten liebt, dann sieht er in dieser Einschränkung und Reduzierung, eine Lebensmöglichkeit. Das stellt sicher viele Lebenskonzepte auf den Kopf. Das Fasten zu lieben heißt dann auch zu begreifen, dass weniger oft mehr ist und dass in der Reduktion eine Chance liegt. In der Anweisung, das Fasten zu lieben, liegt aber auch, dass man sein materielles Tun, hier das

Fasten, mit emotionalem Einsatz, ja mit Liebe vollziehen muss, sonst hat es keinen Sinn. Und sie darf auf gar keinen Fall als »Aufforderung zur Magersucht« missverstanden werden; denn Fasten zu lieben, bedeutet auch das Osterfest zu lieben, die Auferstehung, das Festmahl und das Essen. Die Erfahrung zeigt: Wer das Fasten liebt, wird mit noch größerer Freude essen können.

Das Leben miteinander teilen

Benedikt geht in den folgenden Anleitungen (die die »Werke der Barmherzigkeit« betreffen) vor allem auf das Miteinander der Menschen ein. »Den Armen zu essen geben. Die Nackten bekleiden. Die Kranken besuchen. Denen, die in Not sind, zu Hilfe kommen. Die Trauernden trösten.« Das alles sind Handlungsanweisungen, die helfen, auch selbst gesund zu werden und zu bleiben. Hier wird nicht einem übertriebenen Altruismus das Wort geredet, sondern es geht darum, das Leben miteinander zu teilen: Derjenige, der neben mir hungert, kann besser leben, wenn er von mir zu essen bekommt. Und das gilt entsprechend für alle, die in Not sind. Dort, wo man als Mensch mit einem anderen Menschen das Leben teilt, wird man selber zum Heiler. Je weniger ein anderer an Lebensmöglichkeiten hat, desto mehr werden auch die eigenen Lebensmöglichkeiten eingeschränkt. Keiner kann an Leib und Seele gesund sein oder gesund werden, wenn er nur sich und sonst niemanden sieht. Dabei geht es nicht nur um materielle Hilfeleistung, sondern auch um Hilfe auf den Ebenen des Körpers, der Seele und des Geistes. Möglich wird dies nur, wenn die beiden folgenden Werkzeuge beachtet werden: »sich fernhalten vom Treiben der Welt« und »der Liebe zu Christus nichts vorziehen«. Das ist eine Absage an Macht, an Gier, Gewalt und an einen vordergründigen Aktionismus. Benedikt ist nüchtern genug, um zu wissen, dass es diese Dinge in der Welt gibt. Und er weiß, dass Leben nur gelingen kann, wenn man sich klug von all dem distanziert. Aber die Menschen brauchen dazu eine neue Perspektive, nämlich die Liebe zu Christus, zum vollkommenen

Leben, das nach Benedikt nur in einer intensiven Gottesbeziehung möglich ist.

Die Wahrheit lieben und tun

Benedikt meint damit: »Sich nicht zu Taten des Zorns hinreißen lassen. Nicht im Groll verharren. Keine Falschheit im Herzen tragen. Nicht heuchlerisch Frieden bieten. Nicht schwören, um nicht falsch zu schwören. Die Wahrheit mit Herz und Mund bekennen. Von der Liebe nicht lassen.«

Immer dort, wo der Zorn zur Tat wird, bleiben die Wahrheit und das Leben auf der Strecke. Nicht der heilige Zorn, nicht das Engagement und der Einsatz für das Leben sind damit gemeint, sondern Gewalt und Handeln im Affekt. Solange Menschen sich vom Zorn hinreißen lassen, werden ihre Taten unwahrhaftig und zerstören nicht nur das Leben der anderen, sondern auch das eigene. Wenn aber – und das ist eine Realität, die immer wieder vorkommt – tatsächlich in einem Menschen Zorn aufsteigt, dann ist es gut, diesen Zorn nicht in sich hineinzufressen und im Groll zu verharren. Das würde sich nicht nur auf den Magen, sondern auch auf das Herz und auf die Leber schlagen. Deshalb ist es sinnvoll, sich auf die Spur des Zorns, also der eigenen Verwundung, der eigenen Verhärtung zu machen, um sie zu erkennen – und die Schwierigkeiten zu bearbeiten. Benedikt möchte nicht, dass der Mönch in seinem Herzen etwas empfindet, was er nicht nach außen zeigen kann. Deshalb will er vor allem nicht die Lüge, die Falschheit im Herzen. Er weiß, wie sehr dies schadet. Das gilt auch für Friedensangebote, die nicht ehrlich gemeint sind. Benedikt will Klarheit, Aufrichtigkeit und Eindeutigkeit, ohne dass dabei die eigenen und fremden Grenzen missachtet werden. Deshalb empfiehlt er auch, nicht zu schwören. Er will, dass der Mensch sich authentisch äußern kann, dass er die Wahrheit mit Herz und Mund bekennt, damit er mit sich selbst im Reinen ist. Bei den alltäglichen Verwundungen, die das Leben beeinträchtigen, fällt das nicht leicht. Deshalb ist es notwendig, sich auf den

Ursprung alles Guten, auf die Liebe, zu besinnen und nicht von ihr zu lassen.

Der Umgang mit dem Bösen

Der Mönchsvater Benedikt ist klug genug, um zu wissen, dass es immer wieder ganz normale Schwierigkeiten im Leben gibt. Jedem Menschen widerfährt Böses, er lebt mit Hindernissen, erleidet Unrecht – und es gibt andere Menschen, die ihm feindselig gesinnt sind und denen er vielleicht als Feind gegenübersteht. Gerade Feindschaften sind manchmal eine ungeheure Beeinträchtigung für die Gesundheit. Es nützt nichts, wenn Menschen »Auge um Auge, Zahn um Zahn« vergelten. Leben ist nur möglich, wenn Unrecht und Böses auch einmal aufgelöst werden. Irgendwann einmal muss auch schlimmes Unrecht verziehen werden. Wenn ein Mensch nach dem Grundsatz handelt, Böses mit Bösem zu vergelten, dann wird er früher oder später merken, dass er selber Unrecht tut. Deshalb ist es gut, niemandem Unrecht zu tun – und vielleicht kann man sogar die Fähigkeit entwickeln, erlittenes Unrecht zu ertragen. Das bedeutet nicht, dass man dieses Unrecht in sich hineinfrisst und die inneren Wunden ewig mit sich herumträgt. Aber es gibt eine Fähigkeit, die auch das Unrecht, das einem bewusst oder unbewusst zugefügt worden ist, in Geduld ertragen kann, weil man um die Grenzen, um die Schwächen und Schwierigkeiten des anderen weiß. Diese Größe und Stärke zu entwickeln ist schwer, aber wahrscheinlich ist es die einzige Möglichkeit, mit Feindschaften und Feinden sinnvoll umzugehen. Lieber bekämpfen die Menschen ihre Feinde, sagen ihnen die Meinung, weisen sie in ihre Grenzen. Die Veränderung von Feindschaften aber ist nur möglich, wenn es der Liebe gelingt, das Herz des anderen zu erreichen. Wenn Feinde nur Ruhe geben, weil sie Angst haben, dann ist die Feindschaft immer noch da. Frieden an Leib und Seele findet der Mensch erst, wenn Recht und Liebe die Feindschaft aufheben.

Benedikt sagt, dass wir nicht mit einem Fluch, das heißt mit einem bösen Wort, dem antworten, der uns ein böses Wort gibt, sondern mit einem Segen, mit einem guten Wort. Er vertraut also darauf, dass die innere Haltung eines Menschen sich zu wandeln vermag. Diese (für einen selber und für den anderen) heilsame Verwandlung beginnt auf der Ebene der Gedanken und Worte. Manche Menschen sehen sich auch selber als Feind. Sie gehen mit ihrer Krankheit oder mit ihren Schwierigkeiten um wie mit etwas Bösem. Eine Veränderung der Situation ist dann nicht möglich. Nur wenn ein solcher Mensch anfängt, sich selber, den anderen und auch seine Erkrankung oder die Schwierigkeit zu segnen, ein gutes Wort dafür zu finden – wie ein weiser Arzt, der ein hilfreiches Medikament verabreicht –, dann wird ihm dies zum Heil werden.

Auch diese Erkenntnis ist ein Heilmittel für Leib und Seele. Jeder Mensch sollte zudem wissen, dass er – auch wenn er die Schwächen bei sich selber und bei anderen berücksichtigt – mit seiner Überzeugung, mit seinem Denken und Tun anecken, dass er angegriffen und auch verfolgt werden kann. Aber es ist besser, um der Wahrheit willen angegriffen zu werden, als sich selber und andere zu belügen.

Die eigenen Schwächen sehen und verwandeln

Selbsterkenntnis und Selbstbewusstsein sind notwendig, um die eigenen Schwächen zu sehen und zu verwandeln. In jedem Menschen gibt es Schwächen in der einen oder anderen Ausformung. Sie sind nicht dazu da, um uns zu zerstören, sondern um verwandelt zu werden. Benedikt wendet sich gegen den Stolz und will einen Weg zum Selbstbewusstsein aufzeigen. Der Stolze isoliert sich von anderen – und zuerst von sich selber. Er kennt seine eigenen Schwächen nicht und zerbricht daran, dass er sie leugnet – weil er dadurch beziehungslos wird. Dasselbe gilt von den Trinkern, den Süchtigen und den Gefräßigen. Noch einmal sei gesagt: Nicht Trinken und Essen sind Schwächen, die dem Menschen schaden, sondern die Übertreibung und die Verletzung des guten Maßes zerstören ihn. Wenn Benedikt sagt, dass wir uns nicht dem Schlaf ergeben sollen, dann meint er damit wohl, dass wir als Menschen wach sein müssen und dazu auch einen gesunden Schlaf brauchen. Aber wenn sich jemand nur faul und träge gehen lässt, dann wird er an Leib und Seele krank. Dasselbe gilt für die Bewegungen des Herzens. An vielen Stellen wendet sich Benedikt in seiner Regel gegen das Murren. Für ihn ist Murren eine verkümmerte Art der Äußerung von Empfindungen des Herzens, die sich gegen den Menschen selber wendet. Wer murrt, zerstört das Leben, weil so keine echte Kommunikation mit sich selber, mit dem anderen und damit auch nicht mit Gott möglich ist. Das Murren ist sozusagen eine Lüge der Empfindungen. Gesund wird der Mensch dann, wenn er seine inneren Empfindungen, seine Freude, seine Verletzung, seine Kraft und seine Schwäche ausdrücken kann. Im Murren liegt immer auch die Gefahr, dass man sich und den Mitmenschen die Ehre nimmt. Der Ehrabschneider kennt keine Ehrfurcht. Er leugnet jede Beziehungen und gibt weder sich noch anderen noch Gott die Ehre, die ihm und anderen zusteht.

Gottesbeziehung und eigenes Verhalten

»Seine Hoffnung auf Gott setzen. Wenn man etwas Gutes an sich sieht, es Gott zuschreiben, nicht sich selbst; das Böse dagegen immer als ein eigenes Werk erkennen und sich selbst zuschreiben.«

Hier ist wieder nicht gemeint, dass man sich selbst entwürdigt, sich die Ehre nimmt oder sich selbst schlecht macht. Es geht bei diesen Anweisungen um Hoffnung und Zuversicht und um die realistische Einschätzung des eigenen Lebens. Die Menschen werden immer wieder mit ihren eigenen Schwächen konfrontiert – und im Laufe des Lebens erkennen sie, dass das Gute im Leben meistens ein großes Geschenk ist. Es fällt den Menschen erstaunlicherweise viel schwerer, Gutes zu tun, als das Böse zu meiden. Wenn Benedikt sagt, dass wir unsere Hoffnung auf Gott setzen sollen, dann heißt das auch, dass wir dem Leben Vertrauen entgegenbringen und niemals von dieser Hoffnung lassen sollen. Das ist eine Haltung der inneren und äußeren Gesundheit. Nüchtern betrachtet, sind wir immer in der Gefahr, dass wir das Gute, das wir tun, selbstgefällig uns selber zuschreiben. Seltener ist die Einsicht, dass das Gute uns vor allem durch gute Menschen und durch Gott ermöglicht wird.

Wer sich im Spiegel betrachtet, kann erkennen, dass hinter dem eigenen Handeln oft auch ein egoistisches, vielleicht sogar böses Tun steckt – und jeder hat die Möglichkeit, diese Haltung zu verändern. Immer dort, wo man das Gute nur sich selber zuschreibt und das Böse dem anderen, gibt es keine Veränderung und keine Perspektive mehr. Jedem Menschen wurde etwas Gutes anvertraut – und er trägt Verantwortung dafür.

Wachheit für das Leben

In den folgenden Anweisungen werden auch in der neueren Übersetzung der Benediktsregel Begriffe gebraucht, die für moderne Menschen nur schwer verständlich sind. Deshalb sollte man sie mit Vorsicht und ohne Vorurteil lesen – und nach Wegen suchen, um sie zu verstehen.

Benedikt schreibt: »Den Tag des Gerichtes fürchten. Vor der Hölle zittern. Mit der ganzen Begierde des Geistes nach dem ewigen Leben verlangen. Den drohenden Tod sich täglich vor Augen halten. Sein Tun und Lassen ständig überwachen. Davon überzeugt sein, dass Gott an jedem Ort auf uns schaut. Böse Gedanken, die im Herzen aufsteigen, sogleich an Christus zerschmettern und dem geistlichen Vater offenbaren.«

Das Leben fordert vom Menschen beständig Rechenschaft. All sein Denken und Tun hat Auswirkungen auf ihn selber, auf andere, auf die Schöpfung und ganz bestimmt auch auf die Gottesbeziehung. So wie ein Mensch sich selbst und anderen gegenüber verhält, so wird sein Leben gelingen oder misslingen. Der »Tag der Rechenschaft« kommt also nicht irgendwann einmal, sondern ist jeden Tag da. Täglich muss man sich Rechenschaft geben – nicht um ein pedantischer Grübler zu werden, sondern um transparent zu sein. Und die Hölle, die sich die Menschen früherer Zeiten in »höllischen Bildern« ausgemalt haben, kann dem Menschen jeden Tag begegnen – genauso wie ihn der Tod täglich ereilen kann. Deshalb ist es gut und heilsam, wenn man in seinem Tun und Lassen, im Denken und Handeln wachsam ist, aufmerksam auf die inneren und äußeren Regungen achtet und erkennt, dass alle diese Bewegungen Auswirkungen haben auf einen selber, auf die Beziehungen zu den Menschen und zu Gott. Diese Wachsamkeit wird auch heilsam dadurch, dass man mit aller Sehnsucht des Herzens und Verstandes – und ganz sicher auch des Leibes – nach dem Leben verlangt. Es zerstört uns, wenn wir nur Angst haben und uns fürchten vor dem eigenen Versagen, ohne eine neue Perspektive zu gewinnen. Der Mensch muss wissen, dass Gott auf ihn schaut – nicht wie ein strafender Richter, sondern wie ein liebender Vater und eine sorgende Mutter. Gott will, dass wir Menschen gut leben.

Benedikt weiß, dass in jedem Menschen einander widerstreitende Gedanken und Gefühle sind, dass das Herz oft verwirrt ist und dass man nicht immer das Gute tun kann. Deshalb soll man diese Empfindungen nicht in sich verbergen, weil sie dann Leib und Seele zerstören, sondern sie nehmen und an Christus »zerschmettern«. Das geschieht nach Benedikts Ansicht am besten dadurch, dass man sich offenbart. Man braucht also immer wieder einen Menschen, der begleitet, ermutigt und hilft, Inneres und Äußeres zu ordnen.

Gute Kommunikation

Obwohl Benedikt ein großer Lehrer des Schweigens war, ist ihm das Reden ein großes Anliegen, weil er weiß, dass Menschen Kommunikation, Austausch und Reflexion brauchen. Er wendet sich in seinen Anweisungen gegen ein Reden, das dem Leben schadet. »Seinen Mund vor bösem und verkehrtem Reden hüten.

Das viele Reden nicht lieben. Leere oder zum Spottgelächter reizende Worte meiden und häufiges, ungezügeltes Spottgelächter nicht lieben«, schreibt er.

In diesen vorsichtigen Anweisungen versucht er, die gröbsten Fehler der Kommunikation einzudämmen. Schlechtes und verkehrtes Reden schadet nicht nur dem Redner, sondern auch anderen. Dasselbe gilt für ein Zuviel beim Reden, also für oberflächliches Geschwätz. Viele machen viele Worte und sagen doch nichts. Man kann einen anderen Menschen nicht dadurch überzeugen, ihm auch nicht seine Zuneigung zeigen, indem man ihn dauernd »zutextet«. Deshalb ist es oft besser zu schweigen, zu hören und dann erst zu reden. Besonders wendet sich Benedikt gegen den Spott über andere. Er meint damit nicht, dass man nicht lachen darf, sondern wendet sich strikt dagegen, dass man auf Kosten eines anderen Witze macht, ihn dadurch entwürdigt, entwertet und zum Gespött macht. Jeder Mensch hat ein Recht darauf, dass er ernst genommen wird. Viel Streit und Leid, sogar Krankheiten, entstehen, wenn Menschen verspottet, missachtet und erniedrigt werden. Jeder, der solche Situationen selbst erlebt hat weiß, wie sehr ein Mensch verletzt wird und auch krank werden kann, wenn er zum Objekt der Aggression des anderen wird. Besonders leiden darunter Kinder und Menschen, die in irgendeiner Form eingeschränkt sind.

Auf der anderen Seite wissen wir auch, wie hilfreich, wie be freiend und wie gesundmachend ein offenes, fröhliches und entspanntes Gespräch ist, in dem wir angstfrei zuhören und reden können. Andererseits kennt wohl jeder Situationen, in denen jemand mit vermeintlich »coolen« Witzen bloßgestellt wird – ein Vorgang, der dem Betroffenen die Würde nimmt, aber auch dem Spötter. Das macht krank.

Mit Leib und Seele

Wenn die Mönche von geistlichem Tun sprachen, dann haben sie damit nur selten allein religiöse Übungen gemeint. Geistliches

Tun ist also nicht nur ein religiöser Vollzug, sondern das ganze Leben. Geistliche Werkzeuge sind also immer auch Werkzeuge für das physisch-psychische Gesamtbefinden eines Menschen.

Benedikt schreibt: »Die heiligen Lesungen gerne hören. Sich oft zum Gebet niederwerfen. Seine früheren Sünden unter Tränen und Seufzen täglich im Gebet Gott bekennen. Sich vor allem Bösen künftig hüten.«

Zum spirituellen Leben gehört auch, dass man sich fortbildet. Früher geschah das vor allem durch das Hören der heiligen Lesungen: Texte aus der Bibel, aber auch von den Kirchenvätern oder den Lebensbeschreibungen der alten Mönche. Heute würde das bedeuten: Der Mensch muss sich fortbilden, aber er soll dies nicht nur als Zwang empfinden, sondern es gerne tun. Die Auseinandersetzung mit Texten, mit intellektuellen Inhalten erfordert immer auch Kraft. Das Hören und das wirklich bewusste Aufnehmen sind dabei der erste Schritt, um die Inhalte zu begreifen.

Benedikt meint immer, wenn er vom Gebet spricht, einen gesamtmenschlichen Vollzug. Gebet ist die Beziehung zu Gott – mit Leib und Seele. Wenn Benedikt also dem Mönch empfiehlt, sich zum Gebet niederzuwerfen, dann will er damit ausdrücken: Ein Gebet ist vollkommener, wenn man es nicht nur mit seinen Gedanken oder mit Worten vollzieht, sondern auch mit dem Leib. Jeder weiß, dass zum Beispiel das bloß intellektuelle Erfassen von Gesundheitsratschlägen nicht wirksam ist, sondern dass man auf allen Ebenen, mit seiner Seele und mit seinem Leib, diese Empfehlungen auch nachvollziehen muss, damit sie ihre Wirkung entfalten können.

Und Benedikt weiß auch, dass die Menschen ihre leib-seelische Gesundheit oft durch Fehler gefährden, die sie in der Vergangenheit gemacht haben. Deshalb legt er Wert darauf, in die Vergangenheit zu schauen und sich von den Erfahrungen des eigenen Handelns, ob es nun gut oder schlecht war, berühren zu lassen. Nur dann, wenn man erkennt, welche Fehler – auch gegenüber anderen und gegenüber Gott – man in der Vergangenheit gemacht hat, und wenn man diese Fehler auch tatsächlich bereut und sie offen darlegt, ist eine Veränderung möglich. Und es ist selbstverständlich, dass diese Erkenntnis allein nicht ausreicht. Es ist auch notwendig, dieselben Fehler in Zukunft zu vermeiden.

Realistischer Umgang mit sich und anderen

Schwierigkeiten im Leben haben oft ihre Wurzel im undifferenzierten Umgang mit sich selber und mit anderen. Wir Menschen lassen uns leicht beeinflussen von Dingen, die uns vordergründig als wichtig erscheinen – und wir merken erst sehr viel später, dass sie unserem Gesamtbefinden schaden.

Benedikt schreibt: »Die Gier des Fleisches nicht befriedigen. Den Eigenwillen hassen. Den Weisungen des Abtes in allem gehorchen, auch wenn er selbst, was ferne sei, anders handelt; man denke an die Weisung des Herrn ›Was sie sagen, das tut; was sie aber tun, das tut nicht‹. Nicht heilig genannt werden wollen, bevor man es ist, sondern es erst sein, um mit Recht so genannt zu werden. Gottes Weisungen täglich durch die Tat erfüllen.«

Wenn Benedikt von der Gier des Fleisches spricht, dann geht es ihm nicht darum, die Sexualität zu verdammen, wie das in der christlichen Moralverkündigung häufig geschehen ist. Er meint vielmehr, dass das Ausleben der Sexualität nach Lust und Laune dem Frieden der Seele und auch des Leibes nicht gut tut. Für jeden Menschen – ob er allein ist, in einer Beziehung steht oder ob er als zölibatärer Mensch lebt – sind das Leben von Möglichkeiten und die Beachtung von Grenzen gleichermaßen die Voraussetzung für eine gesunde Sexualität.

Dasselbe gilt für den Egoismus. Wenn Benedikt sagt, dass der Mensch den Eigenwillen hassen soll, dann meint er nicht, dass der Mensch sich selbst hassen soll. Was er jedoch ablehnen muss, ist sein Egoismus, der nur noch sich selber sieht – und den anderen, die Dinge, die ihn umgeben, und auch Gott vernachlässigt. Grenzenloser Egoismus zerstört auch das eigene Leben.

Ganz realistisch ist Benedikt im Umgang mit Autoritäten. Er nimmt an, dass der Befehl des Abtes sinnvoll ist, aber er rechnet auch damit, dass dieser Abt ein Mensch ist, der anders handelt, als er redet. Es geht also darum, das sinnvoll Angeordnete oder Vorgegebene anzunehmen, ohne es am Verhalten des Auftraggebers zu messen. Wer nur dann gut handelt, wenn der Befehlende auch selber gut ist, bleibt in einer permanenten ungesunden Abhängigkeit. Oft wird dann Gutes, auch wenn es möglich wäre, nicht mehr in die Tat umgesetzt.

Geordnete Beziehungen zu anderen und zu sich selber

Benedikt schreibt: »Die Keuschheit lieben. Niemanden hassen. Nicht eifersüchtig sein. Nicht aus Neid handeln. Den Streit nicht lieben. Die Überheblichkeit fliehen. Die Älteren ehren. Die Jüngeren lieben. Aus der Liebe zu Christus für die Feinde beten. Nach einem Streit noch vor Sonnenuntergang zum Frieden zurückkehren. Und an Gottes Barmherzigkeit niemals verzweifeln.«

Hier appelliert Benedikt an grundlegende Regeln des Denkens und Verhaltens gegenüber sich selber und anderen. Die Keuschheit zu lieben heißt nicht, Sexualität abzulehnen, sondern sich selbst und andere nicht durch die Sexualität zu verdinglichen. Keuschheit ist eine Tugend, die weder die eigene Person noch andere zum Objekt macht. Das bezieht sich nicht nur auf sexuelle Gefühle und Gedanken, sondern auch auf den allgemeinen Umgang mit sich und anderen. Benedikt sagt, dass es gut sei, niemanden zu hassen – weder andere noch sich selbst. Der Hass ist die Aggression, die blind macht und zerstört. Das gilt auch für Eifersucht und Neid. Meistens entstehen aus diesen Grundhaltungen Streit und Auseinandersetzungen, die nicht deshalb geführt werden, um zu einem Konsens zu finden oder zum Frieden zurückzukehren, sondern um jemanden (und manchmal auch sich selber) zu unterdrücken. Deshalb ist es wichtig, dass man seine eigenen Gedanken und Gefühle, seine Stärken und Schwächen weder über- noch unterschätzt.

Mit wenigen Worten will Benedikt den Generationenkonflikt und das Zusammenleben von unterschiedlichen Altersgruppen ordnen. Er weiß, dass die Ehrfurcht vor den Älteren, ob dies nun Vater oder Mutter, Freunde oder Bekannte sind, genauso wichtig ist wie die Liebe zu den Jüngeren. Das gilt übrigens auch sich selbst und den eigenen Gedanken gegenüber. Alles, was früher gewesen ist, prägt uns – und was in Zukunft auf uns zukommt, ob es Menschen oder Dinge sind, braucht unsere Aufmerksamkeit und Liebe.

Noch einmal spricht Benedikt Schwierigkeiten mit Feinden an. Das Gebot der Feindesliebe ist sicherlich nicht dasjenige, das am leichtesten eingängig ist. Aber vielleicht ist diese Haltung eine mögliche Brücke, über die das Leben neu fließen kann. Wenn ein Mensch schon nicht aus innerer Überzeugung mit einem Feind Frieden schließen kann, dann sollte er wenigstens versuchen, aus Liebe zu Christus und zum Leben für ihn zu beten. Gute Gedanken, der Segen und die Veränderung der inneren Haltung verändern auch Feindschaften.

Und dann gibt Benedikt noch einen ungewöhnlichen, aber sehr hilfreichen Hinweis: Er weiß, dass es überall Streit, Zwietracht und Ärgernisse gibt, auch in Klöstern unter Mönchen und Nonnen. Die Entzweiung beunruhigt die Menschen, lässt sie nicht schlafen – und kann in letzter Konsequenz auch krank machen. Jeden Abend, noch vor Sonnenuntergang, so sagt Benedikt, ist es deshalb gut, zum Frieden zurückzukehren. Bevor man sich zum Schlafen niederlegt, sollte einem bewusst sein, dass man diesen Tag mit all seinen Ereignissen, mit den Höhen und Tiefen in Frieden abschließen muss, um nicht alte Lasten mit in den kommenden Tag zu nehmen. Damit meint Benedikt nicht, einen faulen Kompromiss zu schließen, sondern mit Nüchternheit zu sehen, dass es die Grenze des Tages und der eigenen Kraft gibt, die dazu zwingt, den Tag abzuschließen. Morgen ist auch noch ein Tag, an dem man wieder von neuem beginnen kann. Es ist auch das tiefe Wissen, dass der Mensch nie ganz mit sich in Frieden ist. Und wenn Benedikt dann als letztes »Werkzeug« für das gute Leben sagt, »dass wir nie an Gottes Barmherzigkeit verzweifeln sollen«, dann will er damit wohl ausdrücken, dass die Menschen nie an der Liebe Gottes verzweifeln dürfen. Ein Mensch kann zweifeln, er kann auch sein ganzes Leben, seine Beziehungen, auch seine Gottesbeziehung hinterfragen, aber er sollte nie verzweifeln.

Benedikt schließt das Kapitel über die Lebenskunst mit dem Hinweis ab, dass seine Anleitungen am besten in der Abgeschlossenheit des Klosters und in der Treue verwirklicht werden können. Wer, so meint er, mit den geistlichen Werkzeugen Tag und Nacht unermüdlich übt, wer mit ihnen arbeitet (und sicher auch unter ihnen leidet), wer sich mit Schwierigkeiten auseinandersetzt, der erfährt in seinem Leben das, »was kein Auge gesehen und kein Ohr gehört hat: das Große, das Gott denen bereitet hat, die ihn lieben« (vgl. 1 Kor 2, 9). Das Grundgesetz menschlichen Lebens ist die Liebe. Wenn wir Gott, den Nächsten und uns selber lieben, haben wir die besten Voraussetzungen dafür geschaffen, dass wir an Leib und Seele gesund bleiben.

Diese Anleitungen, auch wenn sie übersetzt und interpretiert werden müssen, sind in der Gegenwart genauso aktuell, sinnvoll und praktikabel wie vor 1500 Jahren, als Benedikt sie niederschrieb. Damals hat sich Benedikt an seine Mönche gewandt; heute kann jeder Mensch – auch außerhalb von Klostermauern – von diesen Werkzeugen Gebrauch machen, damit sein Leben gelingt. Mit diesen Weisheitslehren ist es möglich, ein ausgewogenes Leben zu führen, das den Menschen innerlich und äußerlich stärkt gegen Störungen und Leid. Sie sind außerdem die besten Voraussetzungen für eine Heilung, wenn ein Mensch erkrankt ist.

Die besondere Kunst bei der Verwirklichung dieser Anleitungen besteht darin, dass der Mensch nicht eine Sache gegen die andere ausspielt. Vielleicht ist es sinnvoll, sich jeden Morgen eine Anweisung vorzunehmen, um sich während dieses Tages besonders in diese Haltung einzuüben.

Benedikts »Werkzeuge der geistlichen Kunst« hängen eng mit seiner Demutslehre zusammen: Sie erklären sich gewissermaßen gegenseitig. Und jedes der Werkzeuge hat Auswirkungen nicht nur entweder auf den Leib oder auf die Seele, sondern auf den ganzen Menschen.

Von Tiefenursachen der Störungen

In der Medizin hat sich mittlerweile die Erkenntnis weitgehend durchgesetzt: Eine körperliche Erkrankung hängt stets auch mit der Seele und mit dem Geist des Menschen zusammen – und umgekehrt ziehen psychische Störungen auch körperliche Leiden nach sich. Kaum beachtet wird allerdings, dass es beim Menschen noch eine religiöse, spirituelle Dimension gibt, die für seine Gesundheit von Bedeutung ist. Die alten Mönchsärzte haben diesen Aspekt des Zusammenhangs von Heilung und Heil sogar stärker beachtet als körperliche und seelische Störungen. Natürlich wurden auch diese Krankheitssymptome nicht ignoriert, aber die Mönche haben vor allem versucht, die Tiefenursache der Störung zu durchschauen und diese an ihrer Wurzel zu behandeln. Sie waren sogar davon überzeugt, dass die spirituelle Dimension für die Heilung wichtiger sei als die körperliche und seelische Symptomatik.

Das beste Beispiel dafür ist Jesus selbst. Er vollbrachte beeindruckende Heilungen bei körperlichen Gebrechen, aber Grundlage seines Handelns war stets eine spirituelle Haltung: Er vergab dem Kranken seine Sünden. Im Wort »Sünde« steckt die »Absonderung« vom Leben, durch die es im Menschen zum Ausbruch einer Krankheit kommen kann. Eine spirituelle Heilung, wie sie Jesus praktizierte, geht über die Behandlung der körperlichen und psychischen Erkrankungen weit hinaus, weil sie – im wahrsten Sinn des Wortes – das Übel an der Wurzel packt.

Hand in Hand mit den Erkenntnissen, die dabei zu Tage treten, muss natürlich auch die Behandlung der körperlichen und seelischen Symptome erfolgen. Es wäre falsch anzunehmen, man brauchte nur seine Gottesbeziehung zu ordnen, dann würde die Genesung von der Krankheit wie von selbst folgen. Aber das Leid muss auf allen Ebenen behandelt werden. Und je schwerer eine Krankheit ist, desto wichtiger ist die Behandlung auf der spirituellen Ebene.

In der religiösen Dimension geht es auch um die Verantwortung, die der kranke Mensch für sein Leiden hat. Dazu gehört auch das Eingeständnis, dass man an seiner Krankheit in gewissem Maß Mitverursacher ist. Diese Erforschung der Ursache fällt oft nicht leicht. Beim Kettenraucher ist der Zusammenhang mit seinem Lungenkrebs offenkundig. Einen Schritt weiter geht dann der Psychotherapeut, der die Frage nach dem Grund für die Zigarettensucht stellt – und die spirituelle Dimension tastet sich an die tiefste Ursache heran: Welche zerstörerische Fehlentwicklung hat es im geistlichen, im religiösen Leben des Kranken gegeben? Meist war es eine Distanzierung vom Geist Gottes, also vom Leben selbst, die zur spirituellen Wunde wurde. Sie muss ebenso behandelt werden wie die kranke Seele oder der kranke Leib, sonst kann der Mensch nicht wirklich heil werden.

Jede Ebene der Krankheit braucht einen kompetenten Heiler: die organische Erkrankung wird vom Arzt behandelt, das Seelenleiden vom Psychotherapeuten – und die spirituelle Wunde kann mit Hilfe der Signaturenlehre erkannt und geheilt werden. Im Idealfall könnte auch das der Arzt machen. Die früheren Mönchsärzte beherrschten diese Methode besonders gut, aber sie ist im Laufe der Zeit mehr und mehr in Vergessenheit geraten.

Wir wollen an ein paar einfachen Beispielen das Wesen dieser Signaturenlehre erläutern.

Wenn ein Mensch Probleme mit seiner Verdauung hat, weil der Magen- und Darmtrakt entweder zu träge oder hyperaktiv arbeitet oder vielleicht entzündet ist, dann lässt sich diese Störung vom Arzt sehr genau diagnostizieren. Auf der psychischen Ebene wird dann häufig festgestellt, dass der Patient im Leben überlastet ist, dass er zu viel Ärger in sich »hineinfrisst« – die Folge davon sind seine Verdauungsprobleme. Der Psychotherapeut wird also versuchen, diesem Menschen zu helfen, indem er mit ihm an Veränderungen in seiner Lebenssituation arbeitet.

Im spirituellen Bereich geht es darum herauszufinden, was die Ursachen für den Stress dieses Menschen sind, für seine Angst, im Leben nicht genug zu bekommen. Letztlich ist die Frage zu klären, ob der kranke Mensch im Nehmen oder im Geben das rechte Maß verloren hat. Das gilt auch für seine Seele, die vielleicht nicht fähig ist, Leid anzunehmen und zu verarbeiten. Diesem Menschen hilft ein innerer Wandlungsprozess, damit sich sein Leid wieder in Freude verwandeln kann. Die Umwandlung gleicht der Verdauung: Der Mensch nimmt das Leben um ihn herum auf – Speisen und Getränke, aber auch seelische »Nahrung«, religiöse Eindrücke, Erkenntnisse, Gefühle. Viele dieser von ihm aufgenommenen Dinge zerkleinert, verarbeitet und verdaut er, einige scheidet er aus, lässt sie los. Diesen Prozess muss der Mensch sehr bewusst vollziehen. So spürt er das göttliche Prinzip, das in der Wandlung wirkt – und er erkennt, dass er selber Teil dieses Prozesses ist und dass sich das religiöse Geheimnis der Wandlung in ihm verwirklicht. Diese Einsicht verändert ihn, bringt ihn zum Leben zurück und hilft ihm, gesund zu werden.

Die Signaturenlehre hat in diesem Fall zu der Erkenntnis verholfen, dass die tiefste Ursache der Verdauungsstörungen – auf der spirituellen Ebene – ein Wandlungsproblem des Menschen ist.

Ein anderes Beispiel, wie die Signaturenlehre helfen kann, betrifft die Wirbelsäule. Viele Menschen haben Rückenschmerzen, weil die Wirbelsäule entweder zu starr oder zu beweglich ist. In den Wirbeln laufen die Nervenstränge, das sensibelste System im menschlichen Körper. Menschen mit Bandscheibenschäden können kaum stehen, haben Schmerzen beim Gehen, Liegen und Sitzen – man sieht es ihrer Körperhaltung an. Auf der psychischen Ebene ergibt dann die Diagnose: Dieser Mensch ist in seinem Leben entweder erstarrt, unbeweglich oder gebrochen – er hat seine Stabilität verloren. Mit gebeugtem Rücken geht er durchs Leben, weil er offenbar eine zu schwere Last trägt. Der Psychotherapeut wird versuchen, bei ihm wieder Stärke und Selbstbewusstsein zu fördern, ihm sowohl seine Stabilität als auch die Beweglichkeit zurückzugeben – und ihn wieder aufzurichten.

Die Signaturenlehre betrachtet das Rückenproblem aus dem spirituellen Blickwinkel. Der Kranke hat seinen Halt, seine Stütze verloren – ein Zeichen dafür, dass sich in ihm vermutlich Stolz entwickelt hat und dass er ohne Demut lebt. Wenn er sich nicht mehr aufrichten kann, geht es im spirituellen Sinn tatsächlich auch um Aufrichtigkeit im Leben, um Wahrhaftigkeit und Lüge. Die äußere Haltung eines nicht aufgerichteten Menschen deutet auf sein Inneres hin: Er steht nicht auf dem Boden der Tatsachen und ist auch nicht aufgerichtet zu Gott – ein Zustand, der auf die Dauer das Leben zerstört. Deshalb sind in einer solchen Betrachtungsweise die Bandscheibenprobleme nur zu beseitigen, wenn sich der Mensch aufrichtet zum Himmel und sich der transzendenten Wirklichkeit bewusst wird, die wir Gott nennen.

Ein drittes Beispiel für die Sichtweise der Signaturenlehre ist das Herz. Es versorgt den Körper mit Blut, in dem auch der Sauerstoff transportiert wird. Das Herz kann verhärten, die Herzkranzgefäße verkalken, erstarren. Organische Erkrankungen bringen das Herz auch zum Rasen, Klopfen, Stolpern und Flimmern – zum Infarkt. Dagegen gibt es in der Schulmedizin Medikamente.

Auf der psychischen Ebene ist das Herz der Ort für Emotionen, für Mitgefühl und Liebe, auch für Gefühlskälte und Verhärtung. Das Herz ist das stärkste Symbol für die Beziehungen, die ein Mensch in seinem Leben hat. Untersuchungen bei Herzinfarkt-Patienten ergaben, dass sie oft kaum Freunde haben.

In der spirituellen Signaturenlehre weisen Herzerkrankungen auf Störungen der Liebe in ihren drei Formen hin: Selbstliebe, Nächstenliebe und Gottesliebe. Dabei ist die Gottesbeziehung für viele Menschen das größte Problem. Die Unfähigkeit von Menschen, zu glauben, dass sie bedingungslos von Gott oder von einem Menschen angenommen und geliebt werden, gleicht einer spirituellen Verwundung. Diese spirituelle Verwundung des Herzens macht den Menschen krank, auch wenn sein Herz scheinbar kerngesund und vielleicht sogar durch Sport gut trainiert ist. Die spirituelle Signaturenlehre lehrt die Behandlung von Herzkranken durch die Einübung der Liebe zu sich selber, zum Nächsten und zu Gott. Je mehr Fortschritte sich in diesen »Liebesbemühungen« zeigen, desto größer ist die Chance, dass das Herzleiden heilt.

Auch bei Krebsleiden kann die Signaturenlehre interessante Hinweise geben. Krebstumore entstehen durch ein ungezügeltes Wachstum von Zellen. Das Immunsystem bricht zusammen, und die Krebskrankheit gleicht einer Selbstzerstörung des Menschen. Die Zellen vernichten den Körper in einer ungebremsten Dynamik. Auf der psychischen Ebene geht es um Ordnung, auch um Macht und Rhythmus. Im Körper und in der Seele ist die Kommunikation – hier zwischen den Zellen, dort zwischen den Gefühlen – zusammengebrochen. Das rechte Maß ist verloren gegangen. So gesehen, kann es hilfreich sein, wenn sich der Krebskranke mit dem Psychotherapeuten seine Grenzen im Leben bewusst macht und Wege sucht, die er akzeptieren und einhalten kann.

In der spirituellen Sicht kann als Erkenntnis aufscheinen, dass sich die Krebszelle zum Götzen erhoben hat – ja, sich selbst zum »allmächtigen Gott« machen wollte. Im religiösen Sinn kann die Erfahrung des Krebses eine Wiederentdeckung der Askese sein: zurückfinden zum rechten Maß in allem Denken und Handeln, vernünftig essen und trinken, Grenzen und Ordnung im Leben anerkennen, mit anderen gut kommunizieren, im richtigen Rhythmus leben, Beziehungen bewusst neu gestalten – eine Umkehr im Leben und zum Leben.

Die spirituelle Signaturenlehre lässt sich auf alle Krankheitsbilder des Menschen anwenden. Aufgrund der Signatur des körperlichen Leidens kann man Rückschlüsse ziehen auf die letzte geistig-religiöse Ursache, die für eine Verwundung verantwortlich ist. Diese Tradition wurde von den Mönchsheilern gepflegt, bis die spezialisierte, auf die physische Dimension konzentrierte Medizin die ganzheitliche Behandlung von Krankheiten abgelöst hat. Es kann nicht darum gehen, die auf physische Phänomene ausgerichtete Krankheitsbehandlung zu diskreditieren oder ihre Erfolge gering zu achten. Aber es ist als Entwicklung erfreulich zu beobachten: In jüngster Zeit nähern sich die verschiedenen Methoden einander wieder an. Schulmediziner, Psychotherapeuten und spirituelle Heiler, Priester oder Mönche gehen wieder aufeinander zu und lernen voneinander – zum Heil der Kranken.

3. Wege zur Heilung im Alltag

Die Richtschnur für das Leben der Mönche war immer das Evangelium und die monastischen Traditionen. In den Ordensregeln geht es jedoch, jedenfalls auf den ersten Blick, weniger um hohe Ziele als vielmehr um ganz praktische Anleitungen im Lebensalltag. An der Regel des heiligen Benedikt wird das besonders deutlich. Im Vorwort umschreibt er den Mönch als einen »Menschen, der das Leben liebt und gute Tage zu sehen wünscht«. Alles, was dann folgt, regelt das Zusammenleben der Mönche in der Gemeinschaft – und zwar so, dass sich aus dem praktischen Leben wie von selbst die Spiritualität entwickeln kann.

Dafür ein Beispiel: Die Mönche, so will es die Regel, schlafen nicht in Einzelzellen, sondern gemeinsam in einem so genannten Dormitorium. In diesem Schlafraum soll immer ein Licht brennen. Das hat einerseits einen ganz praktischen Vorteil: In einem Raum, in dem zehn oder zwanzig Menschen liegen, soll es nicht völlig finster sein, damit keiner über einen anderen stolpert, falls er nachts einmal aufstehen muss. Gleichzeitig ist das Licht im Dormitorium jedoch auch ein spirituelles Symbol für die Wachheit: Im Evangelium heißt es, die Menschen sollten mit brennenden Lampen auf Gott warten.

Die benediktinische Ordensregel ist voll von solchen praktischen Anleitungen, die stets auch spirituelle Bilder enthalten und Bezichungen zwischen leib-seelischer und spiritueller Erfahrung herstellen können – eine wunderbare Verknüpfung von alltäglichem und geistlichem Leben.

Diese Brücke zwischen materieller und spiritueller Wirklichkeit können die Menschen in der Gegenwart nur schwer bauen. Und dennoch: Ohne Spiritualität degradiert sich der Mensch zu einem Wesen, das nur noch »funktioniert«.

Hinter allen Anweisungen der Regel ist Benedikts Absicht erkennbar, den Mönchen zu helfen, einen harmonischen Lebensrhythmus zu entwickeln. Denn die innere Balance, die sich daraus ergibt, tut Leib und Seele gut.

Vor einigen Jahren wollte das österreichische Fernsehen im Abendprogramm eine Live-Sendung mit dem Dalai Lama ausstrahlen. Daraus wurde jedoch nichts, weil der Dalai Lama um diese Zeit – entsprechend seinem spirituellen Tagesrhythmus – nicht für TV-Aufnahmen zur Verfügung stand. So konnte der Beitrag nicht live gesendet werden, sondern nur als Aufzeichnung vom Nachmittag. Was dem Oberhaupt der buddhistischen Tibeter Respekt einbrachte, nämlich die konsequente Einhaltung seiner Lebensrhythmen, würde bei so genannten Normalbürgern wohl eher ablehnende Verwunderung auslösen. Welcher Abteilungsleiter weigert sich, die vom Chef regelmäßig auf späte Abendstunden angesetzten Arbeitssitzungen zu akzeptieren, weil sie seinen Tagesrhythmus zerstören?!

In unserer Gesellschaft werden derartige Erkenntnisse häufig ignoriert, auch wenn sie nachweislich dem Menschen helfen. Der Blick auf die klösterliche Tradition zeigt jedoch auch heute Wege auf, die aus der Vereinseitigung wieder herausführen – und dem Menschen seine Gesundheit erhalten oder wieder zurückbringen.

Von der Heilkraft der Worte und Gedanken

Der heilige Benedikt wusste: Worte und Gedanken können dem Menschen das Leben schenken – oder ihm den Tod bringen. »Tod und Leben«, schreibt er in seiner Ordensregel, »sind in der Gewalt der Zunge.«

Viele spüren instinktiv, welchen Einfluss Worte und Gedanken auf andere Menschen haben – aber auch auf den, der sie spricht oder denkt. Sogar schreiende Säuglinge, die scheinbar noch nichts verstehen, beruhigen sich, wenn man sich ihnen mit guten Worten (und Gefühlen) zuwendet.

Was ein Mensch sagt und denkt, hat gewaltige Auswirkungen. Dieses uralte Wissen ist uns heute kaum noch bewusst – mit allen Folgen, die sich daraus im täglichen Leben ergeben. Wenn du redest, sagt Benedikt, dann rede überlegt, vernünftig, liebevoll und aufmerksam. Im Wissen um die Kraft von Gedanken und Worten empfiehlt er seinen Mönchen in seiner bildhaften Sprache, am Mund einen Wächter aufzustellen.

In diesem Zusammenhang hat auch das Schweigen eine besondere Bedeutung – nicht als Verstummen, sondern als eine Qualität des Hörens und Zuhörens, wenn der andere spricht. Im Schweigen und im Aussprechen guter Gedanken gibt der Mensch sich selber und anderen eine besondere Lebensqualität. Nichts ist schlimmer im Gespräch, als wenn ein Argument das andere jagt, wenn die Gedanken nicht mehr ausreifen können, wenn man seine Gedanken nicht vollenden darf, weil man ständig unterbrochen wird. Auch Spott und Witze über andere wirken zerstörerisch.

In seiner Regel gibt der heilige Benedikt sehr klare Anweisungen, wie die Mönche (und nicht nur sie) miteinander reden und wie sie übereinander denken sollen. Wer zum Beispiel Ehrfurcht vor sich selber, vor den Menschen, vor der Schöpfung und vor Gott hat, wird anders denken und reden als jemand, der diese Grundhaltung nicht besitzt.

Der sorgsame Umgang mit Worten und Gedanken könnte viel Unheil verhindern. Wenn destruktive Gedanken – Wut, Hass, Zorn, Neid, Missgunst, Habsucht, Stolz – auftauchen, dann sollte man darüber mit einem Freund, einem geistlichen Begleiter, dem Ehepartner oder mit sonst jemandem sprechen, der es gut meint. Seinen Mönchen empfahl Benedikt, ihre schlechten Gedanken »an Christus wie an einem Felsen zu zerschmettern«. Die monastische Dämonenlehre (die bereits behandelt worden ist), gibt ebenfalls hilfreiche Hinweise, wie man mit negativen Gedanken und Gefühlen umgehen kann.

Natürlich muss sich vor allem jeder Einzelne selber mit seinen zerstörerischen Gedanken auseinander setzen und versuchen, sie zu ordnen. Aber das eigene Denken braucht auch eine Reflexion durch andere, damit es nötigenfalls korrigiert werden kann. Dazu gehört die Fähigkeit, dem anderen zuzuhören und Kritik anzunehmen.

Auch das bewusste Erleben von Stille kann helfen, wenn schlechte Gedanken und Gefühle aufkommen. Ist es wirklich gut, dass ununterbrochen CDs, das Radio oder der Fernseher laufen? Stille und Schweigen sind kein Luxus – und jeder kann sich immer wieder einmal bewusst aus dem Lärm zurückziehen.

Sehr viele Menschen leben beständig mit »Notlügen« und scheinbar unbedeutenden Schwindeleien; sie gehören fast schon zum Alltag. Aber diese – wenn auch scheinbar geringfügige – dauernde Unwahrhaftigkeit leugnet die eigene Persönlichkeit und zeugt von Respektlosigkeit gegenüber anderen. Die Wirkung auf sich selbst und auf andere Menschen bleibt nicht aus: Leib und Seele werden ununterbrochen wie von kleinen Gifttropfen geschwächt.

Viele glauben, dass es ihnen selber nicht schadet, wenn sie für einen anderen Menschen Hass oder Missgunst empfinden. Doch solche Gedanken zerstören nicht nur den anderen, sondern schaden auch dem, der sie aussendet. Man weiß heute, dass negative Gefühle beim Menschen die Ursache für zahlreiche körperliche Krankheiten sind. Magengeschwüre, Darmprobleme, Rückenschmerzen, Herz- und Kreislauferkrankungen – viele Leiden entstehen, weil sich beim Menschen schlechte Gefühle und Gedanken zu psychischen Konflikten verknoten.

Der japanische Physiker Masaru Emoto hat kürzlich die Kraft von Gedanken, Worten und Klängen in wissenschaftlichen Experimenten nachgewiesen – die Ergebnisse sind geradezu spektakulär. (Vielleicht wird dieser japanische Forscher eines Tages in einem Atemzug mit großen Entdeckern wie Galilei, Kopernikus oder Einstein genannt werden.) Emoto hat nämlich mit seinem Team in Tausenden von Versuchen nachgewiesen, dass Wasser menschliche Gefühle und Gedanken aufnehmen und speichern kann. Mehr noch: Emoto hat herausgefunden, dass die Qualität des Wassers immer abhängt von den geistigen Einflüssen – also Worten, Tönen, Gedanken –, denen es vorher ausgesetzt ist. Das moderne, wissenschaftlich geprägte Bild vom Menschen (der ja zu siebzig Prozent aus Wasser besteht) erscheint demnach in einem anderen Licht. Dabei ist diese Erkenntnis ja gar nicht so neu: In der monastischen Tradition und in allen Religionen und Weisheitslehren wird seit jeher auf die geistige Kraft hingewiesen, die von Gebeten und Meditationen ausgeht.

Mit seinen zwölf Jahre lang durchgeführten Wasserexperimenten hat Emoto diese Wirkkräfte jetzt erstmals wissenschaftlich nachgewiesen. Seine Arbeit ist im Grunde gar nicht so kompliziert: Emoto »behandelt« sein Wasser, das er meist in Haschen abgefüllt hat, mit Musik oder Worten, dann friert er das Wasser bei Temperaturen bis zu 20 Grad minus ein – und unter dem Mikroskop fotografiert er die Eiskristalle. Die Resultate sind immer gleich: Bespielt er das Wasser mit Musik von Mozart, Beethoven oder Bach, dann entstehen klar strukturierte Eiskristalle. Ähnlich schöne Kristallgitter formen sich aus, wenn über dem Wasser Gebete gesprochen werden oder auf den Glasflaschen Zettel mit positiven Worten wie »Liebe« oder »Dankbarkeit« aufgeklebt sind. Im umgekehrten Fall reagiert das Wasser mit der gleichen »Logik«: Hässliche Worte oder Heavy-Metal-Musik führen zu verformten Eiskristallen oder lassen die Kristallstruktur sogar völlig zusammenbrechen.

Emoto hatte seine Experimente mit der Untersuchung von Wasserproben begonnen, die aus verschiedenen Flüssen, Teichen und Stauseen sowie aus dem Trinkwassernetz einiger japanischer Städte stammten. Bei seinen Fotos stellte er fest, dass sich die eingefrorenen Eiskristalle umso unansehnlicher ausformten, je schlechter die Wasserqualität war. Frisches Quellwasser bildete wunderschöne sechseckige Kristalle – und Wasser, das mit Schmutz, Chemikalien oder Dünger belastet war, erbrachte deformierte oder gar keine regelmäßigen Kristallformen.

Ein Versuch mit dem Priester Kato Hoki bedeutete für Emoto dann den Durchbruch. Er entnahm dem total verdreckten Fujiwara-Stausee eine Wasserprobe, und unter dem Mikroskop zeigten sich völlig deformierte Eiskristalle. Dann setzte sich der Priester an den Damm und betete stundenlang. Nach diesem Reinigungsritual fror Emoto erneut Wasserproben ein. Das Ergebnis war für das Forscherteam schier unglaublich: Jetzt waren klare Eiskristalle mit einer ästhetisch ansprechenden hexagonalen Struktur entstanden. Emotos Fotos machten sichtbar, dass Gebete und zielgerichtete Gedanken tatsächlich physische Veränderungen – in diesem Fall verbessertes Wasser – bewirken.

Daraufhin dehnte Emoto seine Experimente auf Töne und Musik aus. Der Forscher erinnerte sich an Berichte von Menschen, die mit ihren Pflanzen sprachen: Angeblich gediehen die Pflanzen prächtig, wenn man sie lobte und ihnen mit Dankbarkeit begegnete – und sie verwelkten, sobald sie ignoriert oder beschimpft wurden. Den Einfluss von Musik wollte Emoto ebenfalls an seinen Wasserproben untersuchen. Er verwendete dazu destilliertes Wasser, das er in Haschen zwischen zwei Lautsprecher stellte. Dann spielte er bei normaler Lautstärke verschiedene Musikstücke ab und fotografierte später die jeweiligen Eiskristalle: die Pastorale von Beethoven, die Symphonie Nr. 40 in g-Moll von Mozart, eine Bach-Kantate, ein tibetisches Sutra und Heavy-Metal-Musik. Die Wirkung war verblüffend. Die Kristalle formten sich stets entsprechend den Emotionen, die in der jeweiligen Musik zum Ausdruck kamen. Die helle Fröhlichkeit der Beethoven-Pastorale ergab schöne, offene Eiskristalle. Die beseelte Symphonie von Mozart brachte graziöse Kristalle hervor, als ob sie die Gefühle des Komponisten ausdrücken wollten. Das tibetische Sutra erzeugte klare, kräftige Kristalle, die die starken Energien erahnen ließen, durch die die Sutras auf die Seele des Menschen einwirken. Unter den eher zornigen Heavy-Metal-Klängen aber war die Kristallstruktur in sich zusammengebrochen.

Nach diesen Musikexperimenten wollte Emoto herausfinden, ob auch geschriebene Worte das Wasser verändern können. Dazu füllte er zwei Glasflaschen mit destilliertem Wasser und klebte jeweils einen Papierzettel darauf. Auf einem Zettel stand das Wort »Danke«, der andere war mit »Dummkopf« beschriftet. Ähnliche Experimente machte er mit Worten wie »Liebe« und »Dankbarkeit«, aber auch mit negativen Ausdrücken wie »Teufel«, »Hitler« oder »hässlich«.

Auch jetzt waren die Ergebnisse überraschend: Positive Begriffe erzeugten schön strukturierte Eiskristalle – und umgekehrt entstanden bei hässlichen Worten deformierte Kristall-Strukturen. Gute Worte, Gebete und positive Gedanken haben demnach unmittelbare Auswirkungen auf die Umgebung dessen, der sie spricht und denkt. Emotos Versuche geben auch den vielen Religionen recht, die zum Beispiel empfehlen, vor dem Essen zu beten: Denn Gebete und gute Worte verändern das Wasser, das in den Nahrungsmitteln und Getränken enthalten ist, und wirken sich auch positiv auf den Menschen selber aus, der zu fast drei Vierteln aus Wasser besteht.

Wenn Emotos Erkenntnisse stimmen, dann lassen sie auch die Anweisungen zum sorgsamen Umgang mit Gedanken, wie sie die monastische Tradition kennt, in einem neuen Licht erscheinen. Auch die überlegte Auswahl von Musik, der behutsame Umgang mit Worten und Gedanken – all diese scheinbar unwichtigen und banalen Dinge haben demnach spürbare Auswirkungen auf das Befinden von Menschen, Tieren und Pflanzen.

Von der Heilung durch Musik und Klänge

Mönche und Nonnen haben sich in ihren Klöstern seit jeher »durch den ganzen Tag gesungen«. Siebenmal täglich versammeln sich die Benediktiner in der Regel zu Gebet und Gesang, damit – wie es in der Ordensregel heißt – Leib und Seele, Herz und Mund in Einklang kommen. In der christlichen Kultur haben die Mönche ihre Gesänge immer mehr verfeinert – bis hin zu den Obertongesängen des gregorianischen Chorals. Obertöne sind Urklänge – so schwingen die Erde und der Kosmos, so schwingt der Organismus des Menschen. Die Obertöne berühren ihn wie archaische Botschaften tief in der Seele. Kein Wunder, dass heute Aufnahmen von den gregorianischen Gesängen der Mönche sogar die kommerziellen Hitlisten anführen. Natürlich steht in der monastischen Tradition das Gotteslob obenan, aber Benedikts Klugheit weiß auch, dass Musik und Gesang der Seele und dem Körper gut tun. Ganz offensichtlich braucht der Mensch harmonische Klänge und Töne, um gesund zu werden. Dieses Erlebnis wirkt in der Gemeinschaft sogar noch stärker. Warum singen die Menschen so gerne miteinander – egal, ob es Schlager sind, Volkslieder oder, in den Gesangvereinen, auch Anspruchsvolleres? Singen versetzt den Menschen in Schwingung und ist ein einfaches Rezept, um seiner Gesundheit etwas Gutes zu tun.

Die Klänge der Erde finden sich aber nicht nur in Liedern und in der Musik. Wenn Vögel zwitschern, wenn nach dem Blitz der Donner rollt, wenn im Bach das Wasser dahinplätschert, wenn Regen herunterprasselt, wenn das Meer die Wellen an die Felsen peitscht – der ganze Kosmos ist Musik und Klang. Die Töne in der Natur nehmen Tag und Nacht Einfluss auf den Menschen. Sie bringen Körper und Seele in Bewegung und »stimmen« uns ein. Deshalb sollten wir wieder »hellhörig« für diese Töne werden, damit sie an uns nicht wie an einem Panzer abprallen. Im Park, beim Spaziergang am Bach und im Wald können wir diese Stimmen der Schöpfung bewusst wahrnehmen – sie haben eine bessere Wirkung auf unser Wohlbefinden als so manches Medikament.

Es gibt ein wissenschaftliches Experiment, bei dem – mit hochempfindlichen technischen Instrumenten – die Schwingungen von Gräsern und Blumen auf Almwiesen aufgenommen und anschließend in hörbare Töne umgewandelt wurden. Das Ergebnis der Messungen: auf der Wiese schwang alles harmonisch in C-Dur. Zwar können wir Menschen dieses grandiose Konzert nicht mit den Ohren hören. Aber auf irgendeine Weise scheinen die lautlosen, wunderbaren Schwingungen unseren Organismus doch zu berühren, sonst würden wir uns auf Almwiesen nicht so wohl fühlen.

Leider dringt jedoch auch der Lärm in uns ein, den uns das moderne Leben »um die Ohren schlägt«: laute Flugzeuge, Rasenmäher, Autos und Motorräder, überdrehte Lautsprecherboxen beim Volksfest und in der Disko – alles Töne, die auf die Dauer schädlich wirken können. Wo immer es möglich ist, sollte man sich solchen Störungen entziehen.

Harmonischen Klängen wurde und wird in vielen Kulturen eine ganz besondere Heilwirkung zugeschrieben. In der buddhistischen Tradition haben die Mönche sogar eine eigene Heiltherapie mit Klangschalen entwickelt. Die Schallwellen, die von den Obertönen der Klangschale ausgehen, werden zu bestimmten Körperzonen und Organen geleitet, und dort lösen die Vibrationen heilende Wirkungen aus. In der Gegenwart erlebt diese uralte Heilmethode mit Klangschalen eine unerwartete Renaissance. Sogar manche Schulmediziner ergänzen ihre Behandlungsmethoden durch diese wohltuenden Klänge.

Viele Erfahrungen und auch Experimente zeigen also, wie heilsam, aber auch wie zerstörerisch Töne sein können. Umso wichtiger ist es für uns, achtsam mit Musik und Tönen umzugehen; denn Klänge können genauso schaden wie falsches Essen und Trinken, unregelmäßiger Schlaf oder Stress. Jeder weiß selber am besten, welche Musik, welche Töne ihm gut tun. Wenn man sich nachher gelöst fühlt und in friedlicher, freundlicher Stimmung ist, war die Wahl sicher richtig. Wenn es einem jedoch hinterher nicht gut geht, wenn die Musik eher »runterzieht«, dann sollte man diese Wirkung ernst nehmen und die Musik nicht mehr anhören.

Noch besser ist es, selber zu musizieren. Wer dazu die Möglichkeit hat, sollte es tun – es beschwingt genauso wie Singen. Und auch da gilt: Allein macht es weniger Freude als in der Gemeinschaft mit anderen. Gemeinsames Musizieren ist lebendiges Leben! So werden die Schwingungen und Klänge noch intensiver empfunden, als wenn man allein spielt.

Es gibt noch eine besondere Art von Schwingung: die innere Stimme. Diese ganz leisen Töne kommen aus dem Inneren; es sind

Botschaften, die von sensiblen Menschen gehört und verstanden werden. Viele achten heute nicht mehr darauf – oder nehmen diese zarten Töne nicht wahr. Dabei sind es Mitteilungen aus der Seele, oft wichtig für den, der in einer Entscheidungssituation steht und allein mit dem Verstand nicht mehr weiter weiß. Viele haben es selber erlebt: Plötzlich ist eine innere Gewissheit da, und man weiß, welche Entscheidung die richtige ist – man folgt seiner inneren Stimme, die auf unerklärliche, manchmal scheinbar ganz und gar unlogische Weise den Weg zeigt. Dieses Hören auf die leise Stimme des Herzens ist vielen Menschen verloren gegangen – doch es lohnt sich, diese Wahrnehmung wieder zu schulen.

Von der Heilkraft der Bilder

Der Antoniter-Orden war ein Krankenpflegeorden, der zahlreiche Spitäler unterhielt. Anfang des 16. Jahrhunderts erhielt der Künstler Matthias Grünewald den Auftrag, für die Kapelle eines dieser Krankenhäuser ein Bild zu schaffen, von dem eine heilende Wirkung ausging. Die Mönche wollten nämlich die Kranken davor niederlegen – und durch das Betrachten des Bildes sollten deren Leiden gelindert oder sogar ganz geheilt wurden. So entstand der berühmte »Isenheimer Altar«.

Von Gemälden gehen Wirkungen aus. Jeder weiß das, der manchmal durch Ausstellungen und Museen geht und vor diesem oder jenem Bild eine Zeit lang verweilt. Die Farben und Formen, die gegenständlichen Motive oder abstrakten Kompositionen beruhigen den Betrachter, regen ihn an, lösen Aggressionen aus oder versetzen ihn in einen Zustand innerer Harmonie.

Solche Reaktionen entstehen jedoch nicht nur durch Gemälde, die an der Wand hängen, sondern auch durch innere Bilder. Sie steigen aus dem Unbewussten des Menschen auf – es sind zum Beispiel Ängste oder Glückszustände, Empfindungen und Phantasien. Auch sie sind für die Gesundheit aufbauend oder zerstörerisch.

In der christlichen Tradition gehören zu diesen Bildern auch die Gleichnisse, die zum Beispiel von den Wüstenvätern und vor allem von Jesus selbst erzählt wurden: Bildergeschichten, die sich heilsam auf den Leib und die Seele auswirkten, weil sie immer eine tiefe Wahrheit enthielten.

Die in den Klöstern gepflegte Ikonen-Malerei setzte diese heilende Tradition fort. Die Darstellungen waren nicht nur Abbilder von irgendwelchen Gegenständen, sondern vermittelten dem Künstler wie dem Betrachter stets auch eine spirituelle Heilsbotschaft. Auch zur typischen Ausstattung der Kirchen und der heiligen Räume gehören gemalte Bildergeschichten, etwa mit Motiven aus dem Leben Jesu oder der Heiligen – in aller Welt sind die Kirchen voll von diesen Darstellungen, deren Kraft eine unwiderstehliche Wirkung auf den Betrachter ausübt.

Solche Bilder können einen Menschen in seinem Innersten berühren. Deshalb hat es auch heute seinen Sinn nicht verloren, sich in einen Dom, eine Kirche oder Kapelle zu setzen und die Gemälde zu betrachten oder die Bildergeschichten an den Wänden und Decken auf sich einwirken zu lassen. Das erfordert natürlich Zeit – bei einem Blitzbesuch kann kaum jemand die Kraft der Farben, Formen und erzählten Geschichten erspüren. Aber wer sich die Zeit nimmt, kann die heilsame Nachwirkung empfinden, die von dem Bild ausgeht.

Manche Menschen kaufen sich, wenn ihre Gesundheit angeschlagen ist, ein Bild, vor dem sie sich beim Rundgang in der Galerie besonders wohl gefühlt haben – und setzen sich daheim in ihrer Wohnung immer wieder vor dieses Gemälde. Das kontemplative Betrachten eines solchen Bildes, die Zeit der Versunkenheit, in der man es auf sich einwirken lässt – das sind heilende Augenblicke, die man in allen Religionen und Kulturen kennt. Dabei spielt es keine Rolle, ob das Bild gegenständliche Darstellungen zeigt oder ganz abstrakt ein Farben- und Formenspiel wiedergibt.

Die von Menschen geschaffenen Werke sind aber nicht die einzigen heilenden Bilder, die es gibt. Die visuellen Eindrücke,

die jeder ständig in seinem Lebensalltag um sich herum wahrnimmt, wirken sich ebenfalls auf seinen Körper und seine Seele
aus – positiv oder destruktiv. Wer je auf einem Berggipfel saß und
seinen Blick hinunter ins Tal wandern ließ, wer zerklüftete Felsen
oder bewaldete Hügel aufmerksam betrachtet hat, wer auf der
Gartenbank Blumen und Gräser anschaut, wer zum Sternenhim-
mel hinaufblickt oder Vögel beobachtet, wer in offene Flammen
oder aufs Meer schaut – er erlebt Bilder, die ihm die Schöpfung
schenkt. Diese Schöpfungsbilder berühren auf geheimnisvolle
und heilsame Weise die Seele des Menschen.

Von heilsamen Räumen und Zeiten

Damit die Mönche ein gutes und gesundes Leben führen konnten, hat der heilige Benedikt der Auswahl besonderer Räume und
Zeiten große Sorgfalt gewidmet.

Klosterbauten waren stets so angelegt, dass sie auch heilende
Räume waren – und der gesamte Tagesablauf der Mönche war so
geregelt, dass er sich auf den Körper und die Seele heilsam aus-
wirkte. Die Klöster wurden errichtet nach den Grundsätzen, die
der Landschaft, dem Klima und den Menschen entsprachen. Dieses Prinzip galt auch für das Innere der Klöster. Was heute unter
dem fernöstlichen Begriff Feng-Shui als Lehre von harmonischen
Lebens- und Wohnformen bekannt geworden ist, haben die Mönche seit jeher gekannt – und in ihren Klöstern berücksichtigt.

Benedikt war ein Mensch der Spätantike. Er hat für seine Klöster die Grundanlage der alten römischen Häuser übernommen:
Die Raumaufteilung war so geordnet, dass das Leben der Gemeinschaft möglichst gefördert wurde. Das römische Privathaus
glich sozusagen einem Mini-Kloster, das in der Mitte ein Atrium
besaß. Diesen offenen Garten umlief eine Art Kreuzgang, von
dem aus die Räume der Familie erreichbar waren. Benedikt hat
die Grundidee dieses Hauses erweitert und dessen Prinzip auf
die späteren Klosterbauten übertragen. Der Freiraum in der Mitte

des Klosters fand seine spirituelle Entsprechung im Freiraum des Lebens – der Mensch braucht Luft zum Atmen, braucht Bewegungsfreiheit, sonst drohen Konflikte und Streit mit den anderen Mitgliedern der Gemeinschaft. Der Kreuzgang und der Kreuzgarten im Zentrum bieten den Mönchen Entfaltung und Entwicklung – sie sind kein Luxus, sondern ein wohl bedachtes Prinzip für die Gesundheit von Leib und Seele. Das gilt für den Einzelnen ebenso wie für die Gemeinschaft.

· Benedikt hat das Kloster immer als einen heilenden Raum verstanden. Wörtlich heißt es in der Ordensregel: »Das Kloster soll womöglich so angelegt sein, dass sich alles Notwendige innerhalb der Klostermauern befindet, nämlich Wasser, Mühle, Garten und die verschiedenen Werkstätten, in denen gearbeitet wird.« Wasser, Mühle und Garten sind die Voraussetzung zum Anbau und zur Verarbeitung von Gemüse und (Feld-)Früchten, also für die »Lebens-Mittel« der Mönche. Aber hinter der vordergründigen Bedeutung verbirgt sich eine spirituelle Wahrheit: Wasser als Element der Reinigung und der Erneuerung, die Mühle als Werkzeug der Zerkleinerung, damit man die Nahrung – auch die geistige – aufnehmen kann, und zuletzt der Garten als Bild für Wachstum und Wandlung, für Leben, Reifen und Sterben. Im klösterlichen Raum verband sich so das ganz praktische Tun mit einer Spiritualität, in der sich das seelisch-geistige Leben entfalten konnte.

Um gut leben zu können, brauchten die Mönche also vernünftig angeordnete Räume. Essen und Trinken wurde in besonderen Räumen vorbereitet, im Speisesaal wurde gemeinsam gegessen, im Kapitelsaal wurde beraten, im Oratorium fanden sich die Mönche zum Gebet ein. Gesonderte Räume waren den kranken Brüdern vorbehalten – es gab also damals schon eine Krankenstation, in der die Kranken, betreut von einem pflegenden Bruder, wieder heil werden sollten. Auch den Gästen waren eigene Räume vorbehalten.

Für diese besonderen Räume und ihre Funktionen teilte Benedikt jeweils bestimmte Mönche ein, die sich – mit einer spirituellen Motivation, wie Benedikt es verlangt – um diese Räume und um die Menschen, die sich darin aufhielten, kümmern mussten. Ein Raum erhielt seine spirituelle Bedeutung also durch seine Funktion und auch durch den Menschen, der ihn betreute und ausfüllte.

Was können wir heute davon lernen?

In den modernen Gesellschaften erfolgte der Wohnungsbau nach einem bloß funktionalen Konzept, das besondere Räume für besondere Tätigkeiten nicht berücksichtigt. Es wird beim Bau von Wohnungen kaum darauf geachtet, dass in ihnen verschiedene Generationen gut miteinander leben können. Hochhäuser wurden wie riesige Schuhkartons hochgezogen, ohne dass man an einen Kindergarten gedacht hat oder dass für die Entwicklung guter Nachbarschaft besondere Gemeinschaftsräume eingeplant wurden – in den kalten Wohnmaschinen ist für die spirituelle Entfaltung der Menschen kein Platz. Ähnliches gilt für Schulen, Universitäten und Hochschulen: Es wäre dringend notwendig, dass es neben den Sälen für bestimmte Unterrichtsfächer auch Räume gibt, wo Schüler und Studierende sich besinnen können, wo sie in Ruhe einfach bei sich sind. Fürs Essen und Trinken haben Unternehmen und Behörden Kantinen geschaffen, aber wo sind die Extra-Räume für die seelische und geistige Nahrung? Vermutlich wären dies Räume mit höchster Effizienz, weil dort die Mitarbeiter für eine Weile ganz ruhig und bei sich sein könnten – und spirituelle Kraft schöpfen würden, was auch für die Arbeitsqualität sicher nicht ohne Folgen bliebe.

Dass viele Menschen heute die Sehnsucht nach ganzheitlichen Erlebnissen – auch in besonderen Räumen – haben, zeigt der Erfolg touristischer Angebote, bei denen es gerade darum geht: Auf einsamen Inseln, in Wellness-Anlagen und Ferienclubs werden – zumindest in dem gegebenen Rahmen – dem gestressten Urlauber alle Wünsche im Hinblick auf die Gemeinschaft mit Gleichgesinnten erfüllt. In besonderen Räumen sitzen alle ungezwungen beim Essen zusammen, reden miteinander, es gibt Plätze der Muße und der Stille, die Menschen leben in der Natur, genießen die Parks und das Wasser – es gibt besondere Orte und besondere Zeiten, die den Tag ordnen. Von diesen Ferienveranstaltern könnten Unternehmen und die staatliche Bürokratie manches lernen.

Möglicherweise sind Vereinsamung, das Aufkommen von Gewalt und Drogen, die zunehmende Ent-Solidarisierung der Bevölkerung auch Folgen einer falschen Planung, die dem Menschen besondere spirituelle Räume vorenthält. Mit Blick auf die klösterliche Tradition und auf die dort gemachten Erfahrungen im gemeinschaftlichen Leben lässt sich für die Gegenwart nur hoffen, dass die Weisheit der alten Tradition wieder entdeckt wird.

Vielleicht kann immerhin da und dort die monastische Erkenntnis verwirklicht werden, dass man in einem Raum nicht alles machen darf. Bestimmte Tätigkeiten, auch geistige, brauchen ihre eigenen Räume. Auch in kleinen Wohnungen gibt es meist eine Möglichkeit, sich einen besonderen Platz zu schaffen, um sich hinzusetzen und still zu werden. Es reicht ein Stuhl, selbst wenn er auf dem Balkon steht. Wer daheim gar keine Möglichkeit hat, sollte sich seinen Raum woanders suchen: auf einer Bank im Park, in einer Kirche, im nahen Wald. Und: Wo immer es möglich ist, sollte am Haus ein Garten mit Kräutern angelegt werden, notfalls reicht schon der Krauterkasten auf der Fensterbank. Auf diese Weise kann der Mensch unmittelbar erfahren, was seiner Gesundheit gut tut. Diese direkte Beziehung zu Pflanzen, aber zum Beispiel auch zu Bildern, zu Musik und Klängen gibt dem Menschen Lebenskraft. Krankheiten, so haben wir immer wieder festgehalten, entstehen dann, wenn ein Mensch seine Beziehungen zu anderen, zur Natur, zur Schöpfung verliert: Vereinsamung ist immer ein Unheil – und die Ursache von weiterem Unheil.

Ordnung bei den Räumen ist das eine – Ordnung bei den Zeiten das andere. Der immer gleiche Tagesrhythmus der Mönche mag auf den ersten Blick vielleicht als langweilig erscheinen, aber er gibt dem Leben Struktur: der regelmäßige Wechsel von Arbeit und Pause, von Ruhe und Bewegung, von Wachsein und Schlafen, von Spannung und Entspannung, von Essen, Verdauen und Ausscheiden – alles zu seiner Zeit. In der bewussten Gestaltung des Tages, der Woche, des Jahres kann der Mensch zu einem Lebensrhythmus finden, der ihn mit sich und mit seiner kleinen Welt auf wunderbare Weise in Harmonie bringt. Diese körperliche und seelische Ausgeglichenheit ist eine der stärksten Kräfte zur Erhaltung der Gesundheit. Deshalb sind Regelmäßigkeit und die Einhaltung bestimmter Zeiten so wichtig. Allerdings darf dieser Rhythmus nicht blindlings auf Alte, Kranke und Kinder übertragen werden. Für sie und ihre besonderen Lebensumstände gelten häufig andere, abweichende Rhythmen und Zeiten. Auch das wussten die Mönche – und haben sich daran gehalten.

Von der seelischen Kraft der Bewegung

Die Benediktinermönche legen drei Gelübde ab, wenn sie in den Orden eintreten: Gehorsam (wir »übersetzen«: gemeinsames Hören), *stabilitas* (Beständigkeit) und *conversio* (Bewegungsfähigkeit, Veränderung). Zur *stabilitas* gehören die im vorangehenden Abschnitt behandelten Räume und Zeiten, die den Tagesablauf der Mönche ordnen – jetzt geht es um die Bewegung als heilendes Prinzip, wie sie in der *conversio* festgelegt ist.

Wenn der Mönch Gott sucht, ist er in Bewegung. Das ist die geistig-seelische Dimension seiner Bewegung, die sich aber keineswegs im luftleeren Raum ereignet, sondern in einer Gemeinschaft, in konkreten Lebensumständen.

Doch Benedikt beschreibt auch andere Formen der Bewegung – es sind ganz praktische Anleitungen, wie die Mönche im Kloster gehen, sich verneigen, schreiten, knien und tanzen sollen. Denn bei Benedikt ist das Gebet stets auch mit einer äußeren Bewegung verbunden. Berühmt sind die Benediktiner des Klosters Einsiedeln: Wenn sie sich abends nach der Vesper in einer langen Zweierreihe zur Gnadenkapelle begeben, um dort den Hymnus *Salve Regina* zu singen, dann ist das kein Gehen mehr, sondern eher ein rhythmisches, fast tanzendes Schreiten – viele Besucher kommen allein deswegen nach Einsiedeln, um diesen »Tanz der Mönche« zu erleben.

Es geht nicht nur um den Tanz als Metapher. Die Mystikerin Hildegard von Bingen empfahl ihren Nonnen schon vor tausend Jahren, auch miteinander zu tanzen. Natürlich waren das keine Tänze wie in den Wirtshäusern oder unter freiem Himmel, sondern spirituelle Bewegungen. Damit steht sie im religionsgeschichtlichen Zusammenhang. In vielen Kulturen ist der Tanz Teil der liturgischen Zeremonien. Was in Afrika, in Asien, bei den Indianern, auch in Griechenland über Jahrhunderte gepflegt wurde, entdecken kluge Menschen in der Gegenwart neu: Tanz als Ausdruck des Lebens, als spirituelle Erfahrung. Im Tanz bekommt der Mensch wieder eine Beziehung zu sich selber – und gleichzeitig zu anderen Menschen, mit denen er im gleichen Rhythmus schwingt und sich zur Musik bewegt. In der Bewegung, auch gemeinsam mit den anderen, macht der Mensch mit seinem Leib und mit seiner Seele spirituelle Erfahrungen. Sogar der rhythmische Pilgerschritt kann zum inneren Erlebnis werden – vielleicht ist das sogar eines der Geheimnisse, warum heute Wallfahrten wieder so beliebt sind.

Wenn die Mönche mit der Kapuze auf dem Kopf – als Zeichen dafür, dass sie jetzt nicht angesprochen werden wollen – durch den Kreuzgang gehen, dann ist dieses Dahinschreiten eine Art von Meditation. Verstärkt wird das Erlebnis der Bewegung noch, wenn man dabei betet, wenn also Leib und Seele im Einklang miteinander stehen.

Die spirituelle Erfahrung, die beim wilden Tanz der Derwische in einer ekstatischen Form geschieht, kann ein Mensch auch dann erleben, wenn die Bewegungen ruhig und rhythmisch sind und er sie mit seinem Herzen verbindet.

Wie vor 1500 Jahren, als Benedikt seinen Orden gründete, gilt auch heute: Jeder braucht Zeit und Raum, um sich bewusst zu bewegen und gesund zu bleiben. Für viele sind die Bewegung und das Gehen zu einem Hasten verkommen. Aber wer ohne Zeitdruck einen Schritt nach dem anderen macht, wer dabei seinen Atem beachtet und sich selber bewusst wahrnimmt, wird bald die Ruhe und Ausgewogenheit spüren, die aus diesem Rhythmus erwächst. Diese Form der Bewegung erfordert kaum Aufwand, nur Aufmerksamkeit. Jeder kann sie fast überall vollziehen – auf der Straße, im nahen Park, draußen in der Natur, am Seeufer, querfeldein gehend oder auf Wanderwegen. Eine Viertelstunde am Morgen reicht dafür schon aus – für den Rhythmus ist es am besten, wenn man dafür immer den gleichen Weg geht. Und wer es noch einfacher haben möchte: Sogar im Treppenhaus kann man Stufe um Stufe dieselbe Erfahrung machen, wenn man auf den Lift verzichtet.

In der Gemeinschaft mit anderen Menschen sind die Erfahrungen, die man bei der Bewegung macht, noch intensiver. Das gilt natürlich besonders für den Tanz. Allerdings ist die Disko dafür nicht der richtige Ort. Dort gibt es zwar Rhythmus und Musik, aber die spirituelle Erfahrung kann nicht entstehen: Es ist zu laut, meist ohne Gefühlstiefe, beziehungslos. Aber zunehmend finden sich Menschen auf dem Lande und in den Städten zu Tanzgruppen zusammen, und Volks- und Reigentänze erleben heute geradezu eine Renaissance – gute Gelegenheiten, in der Gemeinschaft mit anderen neue Erfahrungen zu machen.

Auch heute wird die Einsicht von der seelischen Kraft der Bewegung in Klöstern bewusst genutzt. Der Benediktinermönch Emmanuel Hessler vom Kloster Gut Aich etwa hat zwei CDs herausgebracht, die helfen können, sich bewusst zu bewegen. Die CD *Körperübungen für den Morgen* war ursprünglich für die Mönche und Gäste des Klosters gedacht, die nach dem Morgengebet angeregt werden sollten, sehr bewusst auch auf den Leib zu hören und seine Bewegungen zu vollziehen. Die andere CD mit ihren einfachen, meditativen Kreis- und Reigentänzen ist eine gute Hilfe, um sich bewusst in einer Gruppe zu bewegen, gemeinsam zu hören und miteinander »in Schwingung zu kommen«. Diese gemeinsamen Bewegungen sind nicht nur äußerliche Erfahrungen, sondern führen immer auch zu einem tiefen geistlichen Erlebnis.

Von der Meditation als Weg zu sich selbst

Meditation wird meistens als eine Versenkung verstanden, in der es zu einer inneren Berührung mit dem Göttlichen kommt. Für diese bewusste Öffnung zu Gott hin, um »Erleuchtung« zu erlangen, gibt es verschiedene Techniken der Meditation, auch bei den Mönchen: Zen, Yoga, autogenes Training, christliche und anthroposophische Methoden – in den einschlägigen Zeitschriften wird der interessierte Leser heute eine unerschöpfliche Auswahl an Meditationsmöglichkeiten finden. Ziel aller dieser Methoden ist es, dass der Meditierende sich über seine irdischen Schwächen und Leidenschaften erhebt, zu einer demütigen Selbsterkenntnis kommt und die mystische Erfahrung einer Gottesbeziehung machen kann. Dieses Erlebnis führt ihn zu Einsichten, die sein Leben verändern.

Die Meditationstechnik der Benediktiner weicht von diesen Methoden ab. Der benediktinische Weg besteht weniger in einer kurzzeitigen Versenkung, sondern umschließt das gesamte Leben der Mönche. Der heilige Gregor der Große hat die Anleitung zur Meditation aus der Lebenserfahrung Benedikts in dem elementaren Satz beschrieben: »Er wohnte bei sich selbst – im Angesicht Gottes.«

Meditation – so möchten wir das Wort deuten – heißt: in die Mitte kommen, zu sich selber finden. Der meditierende Mönch ruht ganz in seinem Leib und ganz in seiner Seele – und er nimmt die Geschöpfe um sich herum und Gott wahr. Um dieses Ziel zu erreichen, gehen die Benediktiner aber nicht nur in die Kontemplation, sondern mitten hinein ins Leben. Die Pflege der Kräutergärten, der Bau von Häusern und Ställen, die Gestaltung der Liturgie, Essen und Trinken, Beten und Arbeiten (ora et labora) – der gesamte Rhythmus des Lebens war und ist für Benediktiner eine einzige, ständige Meditation, deren Ziel die Vereinigung mit Gott ist. Den Weg dorthin kennzeichnen die sehr praktischen Anleitungen, die Benedikt in seiner Ordensregel festgelegt hat. So wird die benediktinische Meditation zu einem beständigen Prozess, zu einer Lebenshaltung – und unterscheidet sich darin von den meisten Meditationstechniken, die das gleiche Ziel ausschließlich über Methoden der Versenkung anstreben. Die benediktinische Form der Meditation kann in der Gegenwart für viele Menschen ein sinnvoller Weg sein, weil sie sehr praktische Anleitung fürs tägliche Leben gibt. In jedem Augenblick seines Lebens ist dann der Mensch ganz bei sich – beim morgendlichen Aufstehen, bei der Arbeit, beim Essen, auf der Parkbank, unter der Dusche, im Gebet, beim Einschlafen. Natürlich entsteht eine solche Grundhaltung nicht von allein, sondern sie muss eingeübt werden – und dazu gibt die benediktinische Ordensregel auch den Menschen außerhalb der Klostermauern wertvolle Hinweise.

Selbstverständlich ist es auch gut, wenn man andere Methoden der Meditation pflegt. Man muss nur darauf achten, dass nicht die Methode selber zum Ziel wird. Der Meditierende will Beziehungen zu anderen Menschen, zur Schöpfung und zu Gott herstellen – das allein ist sein Ziel, nicht die jeweilige Meditationstechnik.

Für den, der meditieren möchte, ist es hilfreich, es in einem besonderen Raum zu tun – und sich immer wieder für eine kurze Zeitspanne ganz aus dem Alltag herauszunehmen. Natürlich kann man zum Meditieren in eine ruhige Kirche gehen, aber auch ein Stuhl zu Hause in einem stillen Zimmer oder auf dem Balkon kann ein geeigneter Platz sein. An diesem Ort versucht der Meditierende, eine Beziehung zu sich, zu den Dingen um sich herum und zu Gott zu finden. »Ganz bei sich selbst sein – im Angesicht Gottes«, das bedeutet: nicht dösen bei geschlossenen Augen, sondern im höchsten Maße wach sein, sich öffnen, ein Bild betrachten, einen Baum, den Himmel. In diesen Sekunden wird der Mensch eins mit der Schöpfung, mit Gott – es geht ihm gut.

Wichtig für die Meditation sind also ein bestimmter Raum, möglichst immer derselbe, und eine feste Zeit. Ideal wäre es, mehrmals am Tag eine kurze Meditation zu machen. Jeder kann dabei seinen eigenen Rhythmus bestimmen – der eine meditiert

nach dem Aufstehen und am Abend, andere nutzen die Mittags-
pause, manche halten alle ein, zwei Stunden für ein paar Minuten
inne. Wer jeden Tag damit beginnt, dass er nach dem Aufstehen
eine halbe Seite aus einem guten Buch, vielleicht aus der Bibel,
liest, übt bereits eine Form von Meditation aus. Sogar der berühmte Kalender mit dem Spruch zum Tag (sofern es nicht sinn-
lose Blödeleien sind) kann zur Meditation werden, wenn man
jeden Morgen darüber nachdenkt. Manche legen vor dem Frühstück eine CD mit gregorianischen Gesängen oder einer klassischen Sonate auf und hören den Klängen zu – es sind Minuten
der Andacht, die sie für kurze Zeit zu sich selbst führen. Es gibt
Menschen, die den Weg zur Arbeit für eine Meditation nutzen:
Sie bleiben immer an einem bestimmten Baum oder sonst an einer bestimmten Stelle stehen und gehen – unbemerkt von den
Passanten – für ein paar Momente in sich.

Die Benediktinermönche im Europakloster Gut Aich am Wolfgangsee (Österreich) beten jeden Tag um 12 Uhr ein Friedensgebet,
dem sich – zur selben Stunde – inzwischen Tausende von Menschen in aller Welt angeschlossen haben. Über dieses Gebet kann
sich jeder für kurze Zeit mit dem Geist der Mönche und der anderen Menschen, die dasselbe Gebet zur selben Minute sprechen,
verbinden – auch eine Form von Meditation. Ähnliche Gebete
kann man natürlich auch mit anderen Mönchsgemeinschaften ver-
richten – es ist nicht schwierig, mit Klöstern in Kontakt zu treten
und sich bestimmten Gebeten oder geistlichen Übungen, die im
Kloster stattfinden, daheim anzuschließen. Das Erlebnis der
Meditation ist in Gemeinschaft mit anderen besonders stark.

Wer keinen Kontakt zu Klöstern will, kann auch zu Gruppen
gehen, die sich mit religiösen, spirituellen, sozialen oder philoso-
phischen Themen beschäftigen. In den Beziehungen, die in Gesprächen und gemeinsamen Erlebnissen entstehen, kann der
Mensch – im benediktinischen Sinne der Meditation – zu sich,
zu seiner eigenen Mitte finden.

Entscheidend ist aber, dass der Meditierende auch noch einen
anderen Bezugspunkt hat außer sich selbst. Bei den Mönchen ist

das der Fall, wenn sie »bei sich selbst wohnen im Angesicht Gottes«. Sie nehmen sich wahr (und ernst), weil sie auch von Gott wahr (und ernst) genommen werden. Sie erkennen, fühlen und spüren, dass sie von Gott angenommen und geliebt sind – die beste Voraussetzung, um gesund zu sein und zu bleiben.

4. Gesundheit aus den Klostergärten

Die Kräuterheilkunde, um die es in diesem Kapitel geht, ist – wie schon mehrfach betont – nur ein kleiner Ausschnitt aus der Klostermedizin, die eine umfassende, ganzheitliche Behandlung von Leib und Seele will. Wenn eine körperliche oder seelische Störung eintrat, die krank machte – dann zeigte dies für die alten Mönche, dass der davon betroffene Mensch einer Heilung bedurfte, die weit über die Kräuterbehandlung hinausging. Dennoch sind die Kräuter wichtig und hilfreich. Allerdings ist ihre Heilkraft begrenzt, wenn man sie willkürlich anwendet und nicht weiß, woher ihre Kraft kommt – und wenn man sie gedankenlos einnimmt wie eine Kopfschmerztablette.

Wer in seinem Leben verstärkt Kräuter verwenden will – als Heilmittel gegen Krankheiten, zur Erhaltung der Gesundheit, im Likör oder als aromatische Gewürze, die nicht nur das Essen schmackhafter machen, sondern auch der Verdauung helfen –, der sollte sich auf jeden Fall ein Grundwissen über die wichtigsten Heilwirkungen verschaffen. Dazu genügt es vielleicht schon, wenn man einige Bücher liest. Noch besser ist es, dieses Wissen in der Praxis zu ergänzen. Überall werden Kurse und Schulungsabende angeboten, in denen die Teilnehmer von Fachleuten mit den Kräutern vertraut gemacht werden: Dort wird man über Vorkommen und Wirkweise informiert, und meist kann man die Kräuter auch sehen, anfassen, an ihnen riechen. Wer dann dieses Basiswissen besitzt, kann sich daheim seine eigenen Mixturen mischen – ganz wie es ihm schmeckt, gefällt und bekommt. Denn oft macht erst die richtige Mischung den Erfolg aus. Doch dazu muss man – wie gesagt – über die einzelnen Kräuter und über ihre Wirkstoffe Bescheid wissen.

Von der Bedeutung der Klostergärten

Klostergärten sind nicht nur umgrenzte Flächen in der Nähe des Klosters, sondern spirituelle Kunstwerke, in denen mit den Urelementen und Urkräften der Schöpfung sehr sensibel umgegangen wurde. An diesen besonderen Orten haben die Mönche – unter Nutzung der jeweiligen Bodenbeschaffenheit und der klimatischen Bedingungen sowie des wechselseitigen Einflusses der Kräuter untereinander – ihre Pflanzen angebaut. Aufgrund ihres Erfahrungswissens verstanden es die Mönche, die verschiedenen Kräuter so zu züchten und anzupflanzen, dass sie miteinander harmonierten. Dieser bewusste Umgang mit der Natur führte in den Klostergärten zu einer sehr guten biologischen Entfaltung der Pflanzen, zu besten Ernteerträgen – und zu hervorragenden biologisch-medizinischen Erkenntnissen im Dienste der Menschen. Eine alte Weisheit der Mönche lautet: Wenn der Bau eines Klosters vollendet ist, beginnt es zu verfallen – aber wenn der Bau des Gartens vollendet ist, beginnt er zu blühen und wird immer schöner.

Jeder Kräutergarten ist ein verdichteter Kosmos. Er wurde in den Klöstern kunstvoll nach einer bestimmten Grundordnung angelegt. Es gab geometrisch angeordnete Gärten mit quadratischen oder kreisförmigen Strukturen, manchmal auch Spiralen – und andere Ordnungsprinzipien resultierten aus der Verträglichkeit der Pflanzen untereinander. Die Klöster tauschten ihre Erfahrungen untereinander aus – so sammelte sich im Laufe der Jahrhunderte ein umfangreiches Wissen über den Anbau und die Wechselwirkung der Heilpflanzen an. Bestimmte Heilkräuter – das ergaben die Beobachtungen über große Zeiträume – beeinflussen einander positiv: Entsprechend nahe zueinander wurden sie eingepflanzt. Auch das Umgekehrte kommt vor und wurde berücksichtigt, sodass in den Klostergärten unter den Kräutern eine natürliche, kosmische Harmonie entstand, die sich auch auf ihre Heilkraft übertrug. Auch die im Garten vorhandenen Erd- und

Wasserstrahlen beeinflussten die Anordnung der Kräuter. In vielen Klostergärten wurden Buchshecken eingepflanzt – als Umgrenzung der Beete oder als Hecke um den ganzen Garten, weil der Buchs angeblich negative Strahlen fernhält.

In den Klostergärten nutzten die Mönche die vier Urelemente Erde, Wasser, Feuer und Luft auf optimale Weise: Zu viel Wasser erzeugt Sumpf, zu wenig Wasser macht den Boden zur Wüste, bei zu viel Wind verdorrt der Garten, und bei zu viel Feuer (Sonnenwärme) verbrennt er. Das ausgewogene Verhältnis der Elemente zueinander dagegen lässt den Kräutergarten blühen und gedeihen – alle Elemente verschmelzen zu einem lebendigen Organismus; und die Pflanzen nehmen die gut ausbalancierten Kräfte der Urelemente in sich auf und geben sie als Heilmittel an den Menschen weiter.

Die Heilkräuter, die in den Klöstern angebaut und gegen Krankheiten eingesetzt wurden, kamen nicht nur den kranken Mönchen und Nonnen zugute, sondern auch den Menschen außerhalb der Klostermauern. Denn Mönche und Nonnen empfanden es immer als ihren Auftrag, sich auch um Kranke in der Welt zu kümmern. Der heilige Benedikt wusste, dass es auch für die Gesundheit der Mönche selbst gut war, wenn sie ihren kranken Mitmenschen halfen. So war die Krankenpflege für die Mönche auch ein Mittel zum eigenen Heilwerden.

Die benediktinische Spiritualität hatte immer ganz praktische Grundlagen. Dazu gehörte die Erkenntnis, dass ein Mensch zum spirituellen Leben finden kann, wenn er die Ordnungsprinzipien der Schöpfung beachtet. Das gilt auch für den Kräutergarten – ob im Kloster oder daheim vor dem eigenen Haus: Wer Kräuter anbaut, sie pflegt, erntet, trocknet und weiterverarbeitet zu Tees, Salben oder Tinkturen, verrichtet natürlich zunächst einmal eine sehr sinnvolle Arbeit. Zugleich ist diese Tätigkeit auch ein tief religiöser Vorgang, selbst wenn man keine Sekunde lang an eine solche geistig-seelische Dimension denkt. Die Pflanzen, die ihnen innewohnende Heilkraft, die Erde, in der sie wachsen, der Regen und die Sonne, die ihr Wachstum fördern: all das hat eine Wirkkraft – im beständigen Umgang mit den Kräutern empfindet der Mensch dies alles als ein Geschenk Gottes. Der Kräutergarten kommt ihm dann vor wie ein Abbild des Paradieses, wo der Mensch einmal ursprünglich heil war. In dieser Heilwirkung liegt die spirituelle Bedeutung der klösterlichen Kräutergärten. Sie sind sich ständig verändernde Kraftquellen, die sich aus der Schöpfung regenerieren und den Menschen an Leib und Seele gesund machen.

Vom sorgsamen Umgang mit Kräutern

Vielen Menschen genügt es, wenn sie die Kräuter, die in den Klostergärten angepflanzt wurden, wegen ihrer Wirksamkeit gegen bestimmte Krankheiten einsetzen – wie ein Medikament der Schulmedizin. Das ist auch gut und richtig: Diese Kräuter sind eine wertvolle Hilfe für den, der gesund bleiben will oder sein Leiden lindern möchte. Doch die Behandlung der Kranken allein mit Kräutern geht noch nicht an die Ursachen des Leidens heran. Die Kräuter können zwar oft den Schmerz, das Symptom beseitigen – aber die wirklich heilenden Veränderungen im Leben des Kranken sind damit noch nicht erreicht. Nicht das Medikament, auch nicht ein Heilkraut, macht den Menschen gesund, sondern die Rückkehr zu einem ausgewogenen Lebensrhythmus, letztlich zum Leben selbst. Also gehört zur Heilung auch die Erkenntnis, dass man im Leben etwas ändern muss – die ausgebrochene Krankheit ist lediglich ein Signal, das die Störung anzeigt.

Wer die Heilkräuter der Klöster für diesen ganzheitlichen Heilprozess optimal nutzen will, sollte ihr Wesen und ihre tiefe Bedeutung kennen, um ihre Wirksamkeit zu begreifen. Die Homöopathie macht sich diese Erkenntnis zunutze: Der verabreichte

Wirkstoff des Heilkrautes wird immer weiter verschüttelt oder verrieben, bis er (meist schon nach der sechsten Potenzierung) rein physikalisch nicht mehr nachweisbar ist. Nur noch die in ihm enthaltene Information wird mit der Trägersubstanz (Alkohol, Wasser, Milchzucker usw.) an den Patienten abgegeben. In dieser Information steckt die Heilkraft, sie ist das Wesen des Krauts.

Wenn man einen Kräutertee auskocht, damit er eine kräftige Farbe bekommt, tut man meist zu viel des Guten. Gescheiter ist es, die Wurzeln, Blätter oder Blüten nur kurz aufzubrühen, um die darin enthaltene Wirksubstanz herauszuholen. Beim Tee, so heißt es, genügt für eine ganze Kanne die Menge an Kräutern, die man zwischen Daumen, Zeige- und Mittelfinger greifen kann.

Es ist beim Umgang mit Heilkräutern also wichtig, sie sensibel einzusetzen. Das bedeutet am Beginn einer Heilbehandlung: Erst einmal kleine Mengen verwenden und sorgfältig beobachten, welche Wirkung sich einstellt. Eine alte Volksweisheit sagt zum Beispiel, dass es dem Menschen wohl tut und sein Leben verlängert, wenn er jeden Tag ein Salbeiblatt kaut. Wer nun meint, dass sich der Erfolg verzehnfacht, wenn er künftig gleich zehn Salbeiblätter im Mund zerkaut und den Saft hinunterschluckt, irrt sich. Eher schadet ihm das Übermaß, als dass es seiner Gesundheit nützt.

Häufig werden Heilkräuter für Tees verwendet. Aber das ist nur eine Weise, sie zu nutzen. Heilsam sind auch Kräuterbäder: Kräuter aus dem eigenen Garten, aus dem Wald und von Wiesen, vielleicht auch im Laden eingekauft, kann man abkochen oder in Wasser einlegen und die so gewonnenen Essenzen dann dem Badewasser zusetzen. Wer will, wirft die Heilkräuter auch direkt ins heiße Badewasser – und aus dem Bad wird sofort eine erfrischende oder beruhigende Wohltat für Gesunde und für Kranke.

Auch in Kräuterkissen entfaltet sich die Wirkung der Heilpflanzen. Lavendel, Rosmarin, Salbei – jeder kann sich sein Kräuterkissen nach seinem ganz persönlichen Geschmack zusammenstellen. Das Aroma der Kräuter verbreitet sich im Zimmer, es duftet im ganzen Haus nach Natur.

Schließlich kann man aus Heilkräutern auch Salben und Tinkturen herstellen. Die Ringelblumensalbe und Arnika-Tinkturen gelten seit uralter Zeit als wirksame Mittel bei Verletzungen der Haut. Doch wer die Heilkräuter so verarbeiten will, sollte sich vorher auf jeden Fall genau informieren oder Kurse besuchen. Dabei ist es nach alter Klostertradition wichtig, nicht nur die biologisch-medizinische Wirkweise zu kennen, sondern auch zu wissen, dass jede Pflanze – auch ihre Verarbeitung – eine spirituelle Bedeutung hat.

Von den einzelnen Heilkräutern

In diesem Buch wird die Klostermedizin in einem umfassenden Sinne als ein ganzheitliches Wissen um Gesundheit und Heilung verstanden. Deshalb ist dem Thema »Heilkräuter« nur dieses eine Kapitel gewidmet. Wir beschränken uns daher auf einige der wichtigsten und bekanntesten Heilpflanzen und legen besonderen Wert auf eine ganzheitliche Betrachtungsweise. (Es gibt eine Reihe informativer Bücher, die sich detailliert mit dem Anbau, der Verwendung und der Wirkung von Heilkräutern bei bestimmten Krankheiten befassen.)

Die Kräuter, die wir hier vorstellen, sollten in der Hausapotheke nicht fehlen: Mit ihnen kann man ohne viel Aufwand und auf sehr natürliche Weise alltägliche Störungen behandeln – vom Schnupfen bis zur Hautverletzung, vom Husten bis zur Prellung, von Kopfschmerzen bis zu verschiedenen Entzündungen.

Ganz ausdrücklich sei aber daraufhingewiesen, dass jede ernsthafte Erkrankung eine kompetente Diagnose und eine gute Behandlung braucht. Deshalb ist in jedem Fall auch ärztlicher Rat einzuholen.

Johanniskraut

Es heilt äußere Wunden ebenso wie innere Verwundungen, die dem Menschen auf der seelisch-geistigen Ebene zugefügt wurden. Johanniskraut hemmt Entzündungen, stillt Schmerzen und reguliert sogar die Verdauung. Die Wundheilung von Johanniskraut wird noch verstärkt, wenn es durch Arnika und Ringelblumen ergänzt wird. Johanniskraut wird am Waldrand, an Wegrainen oder in Waldlichtungen gefunden. An seinen gelben Blüten ist es leicht erkennbar. Die beste Erntezeit ist Ende Juni, um das Johannisfest. Für Salben und Tinkturen eignen sich die Blüten, für den Tee wird auch das ganze Kraut genommen.

Am häufigsten verwendet man Johanniskraut jedoch zur Herstellung von heilendem Öl. Die Blüten werden mit Oliven- oder Sonnenblumenöl übergossen. Das Glas stellt man etwa vier Wochen ins Sonnenlicht. Spezialisten hängen das Auszugsöl ans Fensterkreuz, damit sich das Zeichen des Kreuzes auf dem Öl abbildet. Dann werden die Blüten abgeseiht und das rote Öl kann, aufbewahrt in einer dunklen Hasche, auf schmerzende Körperstellen aufgetragen werden.

Manche nehmen Johanniskrautöl auch löffelweise ein, wenn sie Wunden im Bereich von Magen und Darm haben. Allerdings sollte dann das Öl nicht zu alt sein. Es wird ja für den privaten Gebrauch ohne Konservierungsstoffe hergestellt.

Sehr heilsam ist auch die Tinktur aus Johanniskrautblüten. Dazu wird auf die Blüten etwa 40%iger Weingeist gegossen. Nach etwa vier Wochen entsteht eine rote Tinktur, die man tropfenweise gegen die gleichen Leiden wie das Öl einnehmen kann. Die Tinktur hat sich vor allem als Mittel bei Depressionen und Nervenleiden bewährt. Zusammen mit Schafgarbe, Arnika und Ringelblumen kann man Johanniskraut auch als heilsame Teemischung verwenden. In Verbindung mit Melisse wirkt es beruhigend auf den Magen und den Darm – so wird es in vielen alten und neuen Veröffentlichungen beschrieben.

Es wäre allerdings eine Verkürzung, nur die physischen und psychischen Wirkungen dieser Pflanze zu beachten. Leib und Seele hängen ja eng zusammen. Da das Johanniskraut eine große Bedeutung für die physisch-psychische Wundheilung hat, wird es auch Wunden der Seele heilen. Es ist ein Mittel, das auf allen Ebenen wirken kann: für den Körper, für die Seele und für das spirituelle Leben. Wenn menschliche, geistige oder spirituelle Beziehungen zerbrochen sind, wenn Einsamkeit und Traurigkeit den Menschen lähmen, wenn Menschen- und Gottverlassenheit Angst machen und zu unerträglichen Schmerzen führen, könnte dieses wunderbare Heilmittel eingesetzt werden.

Arnika

Die Arnika gilt – meist in einer Tinktur, aber auch als Salbe oder Tee verwendet – als bestes Hausmittel gegen Schnitt-, Stich- und Schlagwunden jeder Art. Das betrifft vor allem die äußeren Verletzungen – von Verstauchungen und Blutergüssen bis zu offenen Beinen und anderen schlecht heilenden Wunden. Manche Heilkundebücher empfehlen Arnika auch bei Benommenheit, Schwächezuständen und Krämpfen. Stark verdünnt wird sie auch bei Halsentzündungen zum Gurgeln verwendet und soll – in sehr vorsichtiger Dosierung – sogar kreislaufanregend wirken.

Von der Arnika verwendet man vor allem die Blüten. Aber Vorsicht: Sie gehört heute zu den geschützten Pflanzen. Sie darf nicht wild gepflückt werden. Wer Arnika als Hausmittel daheim haben will, kann sich entweder getrocknete Blüten in der Apotheke oder in Naturläden kaufen und selber eine Tinktur ansetzen, oder er kauft gleich die fertige Arnika-Tinktur in der Apotheke. Es gibt inzwischen zwar auch erfolgreiche Versuche, diese Pflanze im eigenen Garten anzubauen, aber dazu darf der Boden nicht zu sauer sein.

Um unangenehme Nebenwirkungen zu vermeiden, empfiehlt es sich, Arnika in homöopathischen Verreibungen zu benützen.

Wenn Arnika vor allem bei Schlag-, Stich- und Quetschwunden hilft, dann wird diese Heilpflanze auch helfen, entsprechende Verwundungen im geistig-seelischen Bereich zu heilen.

Melisse

Melissenblätter verbreiten einen wunderbaren Duft, wenn man sie zwischen den Fingern zerreibt. Die Melisse wirkt belebend und erfrischend, kann aber auch krampflösend, beruhigend und nervenstärkend sein. Gegen Magenbeschwerden und Blähungen ist Melisse ein ebenso bewährtes Hausmittel wie z. B. gegen Erkältungen und Störungen der Leber und der Gallenblase.

Sie wird hauptsächlich als Tee verwendet, seltener als Öl. Aus einer Mischung von Melisse mit Ringelblume, Schafgarbe und Johanniskraut kann man einen Beruhigungstee herstellen, der vor dem Schlafengehen besonders gut tut. In einer kalten Kräuterlimonade (8 Teile Wasser, 2 Teile Apfelessig, 2 Zitronenscheiben, etwas Zucker und darin ein großes Büschel Melissenblätter, das Ganze über Nacht angesetzt) wirkt diese Pflanze vor allem im Sommer ausgesprochen belebend. Auch im selbst hergestellten Melissenwein oder als Badezusatz gibt dieses weit verbreitete Heilkraut seine gute Wirkung an die Menschen weiter.

Insgesamt wirkt die Melisse also derart, dass sie eine Balance herstellt, Erstarrungen löst und dort, wo Menschen nicht zur Ruhe kommen, auch innere Ruhe schenkt. Dass sich eine innere Beruhigung auf den Gesamtorganismus auswirkt, ist allgemein bekannt. Die Melisse kann daher nach Meinung der alten Klosterheilkunde ein gutes Mittel sein, wenn man das Gleichgewicht zwischen Leib und Seele verloren hat.

Ringelblume

Die Ringelblume ist eine uralte Kultur- und Heilpflanze, die in keinem Klostergarten gefehlt hat und auch heute in keinem Garten fehlen sollte. Ihre Blüten sollen entzündungshemmende, blutreinigende und krampflösende Substanzen enthalten. Die Wirkstoffe in ihr regen die Galle und die Nieren an und werden auch gegen Verdauungsbeschwerden wirksam eingesetzt. Vor allem aber ist die Ringelblume ein großes Wundmittel, besonders bei äußeren Wunden, an den inneren und äußeren Häuten, bei Verstauchungen und Verrenkungen.

Ihre breite Anwendbarkeit hat die Ringelblume zu einem sehr bekannten und beliebten Universal-Hausmittel gemacht – und das, obwohl die klassische Arzneimittelkunde die Wirkungsweise der Ringelblume nicht so hoch einschätzt. Diese Heilpflanze wird meistens als Salbe oder Tinktur, seltener auch als Heilöl verwendet.

Besonders beachtenswert ist, wie gesagt, ihre heilende Wirkung auf die Haut. Wo Wunden geheilt werden müssen und Menschen verletzt worden sind oder sich selbst verletzt haben, wird die Ringelblume heilsam wirken. Das gilt nicht nur im organischen, sondern auch im seelisch-geistigen Bereich.

Salbei

Der wohlduftende Salbei, eine uralte Heilpflanze, wächst bei uns nur noch selten wild, wird aber in vielen Gärten gezogen. Die Salbei-Substanzen wirken auf vielfältige Weise. Deshalb ist es besonders wichtig, dass man die Wirkung genau beobachtet und mit den Anwendungen behutsam umgeht.

Aus den Blüten und Blättern dieser Heilpflanze wird ein Tee zubereitet, der vor allem gegen Entzündungen im Mund- und Rachenraum helfen soll – also bei Husten, Zahnfleischproblemen und anderen Entzündungen der Schleimhäute. Außerdem soll Salbei schweißtreibend wirken. Die Blätter können auch mit Wein angesetzt werden. Manchmal wird Salbei sogar mit Alkohol zu Likör verarbeitet. Schließlich kann man die Salbeiblätter auch trocknen und als Gewürz verwenden. Auch dann behalten sie ihre Heilwirkung.

Da Salbei besonders in den Schleimhäuten des Mundes und des Rachens wirkt, kann er das Atmen erleichtern. Allein der Duft von Salbei oder Salbeitee – zum Beispiel beim Inhalieren – wirkt befreiend auf die Atmung. Und ein freier Atem hat eine große Bedeutung für den Leib wie für die Seele.

Brennnessel

Die meisten Menschen können sich nicht vorstellen, dass man in seinem Garten Brennnesseln haben möchte. Dabei sind die Blätter dieser Pflanze außerordentlich wirksam. Dass die Brennnessel als ein übles Unkraut gilt, ist wahrscheinlich auch der Grund dafür, dass sich die wissenschaftliche Medizin erst so spät ihrer angenommen hat.

Heute verwendet man Brennnesselblätter zur Anregung des gesamten Körperstoffwechsels. Sie sind daher ein beliebter Bestandteil von Teemischungen, die gegen Rheuma und Gicht sowie gegen Galle- und Leberbeschwerden eingesetzt werden, und sie finden sich in den Teemischungen, die zur Frühjahrs- und Herbstkur empfohlen werden. Aber auch aus Brennnesselblättern alleine kann man einen wirksamen Tee kochen.

Die Volksmedizin schreibt der Brennnessel eine noch viel breitere Wirkung zu. Der Brennnesselblättersaft steht zu Recht hoch im Kurs. Ebenso gut sind frische Brennnesselblätter, wenn sie klein geschnitten in den Salat gemischt werden. Die vielen Anwendungsmöglichkeiten, die alte und neue Kräuterspezialisten für die Brennnessel kennen, reichen von der Wassersucht über rheumatische Beschwerden bis hin zur Gicht.

Die Brennnessel ist eine jener Pflanzen, die zu Unrecht als Unkraut verschrien sind und doch eine große Wirkung auf das Gesamtbefinden des Menschen haben.

Lindenblüten

Die Blüten der Sommerlinde gehören zu den großen Gaben Gottes und der Natur. Sie gelten als Reinigungsmittel für die Atemwege und für die Haut. Als heißer Tee wirken sie schweißtreibend, wenn Erkältungen im Anzug sind. Diese Anwendung kann man kombinieren mit einem heißen Vollbad, in das ein halber Eimer mit einem Lindenblüten-Aufguss geschüttet wird. Aber Vorsicht: Wer kein gesundes Herz hat, sollte auf eine solche Schwitzkur lieber verzichten.

Wer in der kalten Jahreszeit so richtig durchgefroren nach Hause kommt, wer mit nassen Füßen herumlaufen oder erhitzt in zugiger Umgebung warten musste, der muss befürchten, dass am nächsten Tag ein Schnupfen oder gar eine fiebrige Erkältung auftritt. Trinkt er jedoch, sobald er zu Hause ist, einige Tassen heißen Lindenblütentee, so hat er gute Chancen, verschont zu bleiben. Es ist deshalb empfehlenswert, in Zeiten besonderer Ansteckungsgefahr regelmäßig Lindenblütentee zu trinken. Die Lindenblüten wirken überhaupt günstig auf die Abwehrkräfte des Körpers, sodass auch Erkältungen, die schon da sind, unter Behandlung mit Lindenblütentee schneller überwunden werden. Ganz besonders trifft das bei Kindern zu.

Lindenblüten brauchen längere Zeit, um ihre Wirkung zu entfalten. Alte Anweisungen sagen, dass man sie nach dem Aufkochen mindestens eine Stunde lang im Tee stehen lassen muss; dann wird der Absud richtig dunkelrot. Lindenblütentee schmeckt ausgezeichnet, duftet anregend und lässt sich durch Süßen mit Honig geschmacklich veredeln.

Die Linde ist nicht nur ein Heilbaum, sondern auch ein Kultbaum. Viele heilige Bäume sind Linden. Sie wachsen besonders gerne in den Vorhöfen von Kirchen. Und manche behaupten sogar, dass der Baum der Erleuchtung eine Linde gewesen sei.

Holunder

Der schwarze Holunder ist ein altes und beliebtes Heilmittel für viele Beschwerden. Vor einem Holunderbaum, so sagt man heute noch in ländlichen Gegenden, haben die Leute früher immer den Hut gezogen.

Vom Holunder ist alles verwertbar: die Wurzeln, die Rinde, die Blätter, die Blüten und die Beeren.

Ein Getränk aus der Holunderwurzel, die in kleine Stücke geschnitten und abgekocht wird, soll sogar denen helfen, die abnehmen möchten. Tee aus der Holunderrinde wirkt gegen Magenbeschwerden, und aus den Blättern wird ein Tee zubereitet, der das Blut reinigen soll. Auf eitrige Wunden oder Abszesse kann man zerquetschte Holunderblätter auflegen.

Gegen Erkältungen wirkt ein Tee aus den Blüten wahre Wunder. Aus ihnen kann man einen Sirup oder auch Holundersekt herstellen – und wer je die Blütendolden, in Pfannenkuchenteig getaucht und herausgebacken, gegessen hat, der weiß, wie köstlich das schmeckt.

Schließlich lässt sich aus den reifen schwarzen Beeren ein Saft machen, der wohlschmeckend ist und gegen Erkältungen hilft. Sogar zum Schnapsbrennen eignet sich der Holunder ausgezeichnet.

Wermut

Wermut wächst gerne an warmen, trockenen Plätzen. Seine ätherischen Öle und Bitterstoffe sind gut für Magen und Galle. Sie helfen bei Blähungen und Völlegefühl. Das Kraut wird auch als Gewürz und als Körperpflegemittel verwendet. Wermutwein (20 Gramm Wermutkraut auf einen Liter Weißwein) ist schmackhaft und wirkt sich in kleinen Dosen segensreich auf den gesamten Organismus und die Verdauung aus. Wenig Glück wird man allerdings haben, wenn man das Wermutkraut zu lange in heißem Teewasser kocht und ziehen lässt: Je kürzer es auszieht, desto leichter lässt sich der bittere Geschmack mit Zitrone und etwas Honig verändern.

Erstaunlich ist, dass gerade dieses Kraut in seiner Bitterkeit heilsam ist. Vielleicht wird dadurch die Bitterkeit des Leibes und der Seele aufgelöst.

Noch einmal sei darauf hingewiesen, dass es bei der Anwendung von Kräutern nicht auf die Menge, sondern auf die Art und Weise der Anwendung ankommt. Bei allen Kräutern sollte man sich aber über die Wirkungsweise genau erkundigen. Hilfreich ist dabei, sich immer wieder auch mit anderen Interessierten auszutauschen und sich eigenes Wissen anzueignen. Von den Mönchen wurden die Heilpflanzen immer als Gottesgabe angesehen und nicht nur als wohltuend für den Leib. Das hat wohl auch ihre Wirkung verstärkt.

Von Geschmack und Wohltat der Kräuterliköre

Kräuterliköre aus dem Kloster – die Herkunft ist schon eine Art Markenzeichen! Alle diese Produkte wurden von Anfang an als Mittel zur Heilung und für das Wohlbefinden des Menschen entwickelt. Tatsächlich wurde in den Klöstern die Herstellung von Likören aus den angebauten Heilkräutern zu einer hohen Kunst ausgebaut. Im Likör werden die Kräuter mit dem Erfahrungswissen von Jahrhunderten aufs Höchste veredelt: Sie sind Heilmittel und Genussmittel in einem. (Natürlich sollen dabei keine künstlichen Aromastoffe oder Zusätze verwendet werden.) Ein Gläschen Kräuterlikör fördert also – je nach den Wirkstoffen seiner Heilpflanzen – nicht nur die Verdauung, sondern das Wohlbefinden überhaupt. Kräuterliköre werden in der Regel vor oder nach dem Essen getrunken, dienen aber auch der Verfeinerung von Kuchen und Desserts.

Stellvertretend für die vielen Produkte aus Klosterkellereien stellen wir hier die Liköre vor, die im Europakloster Gut Aich in St. Gilgen am Wolfgangsee (Österreich) hergestellt werden. Die Rezepturen für die einzelnen Liköre stammen von einem der Verfasser dieses Buches (Johannes Pausch), der sich nicht nur seit Jahren mit Kräutern und Heilkunde beschäftigt, sondern auch der Kellermeister des Klosters ist.

Sämtliche Kräuter wachsen im eigenen Garten oder in unmittelbarer Nähe des Klosters. Die Tage und Stunden des Säens, Einpflanzens und der Ernte werden nach dem Mondkalender festgelegt. Die Verarbeitung der Kräuter erfolgt ohne Maschinen; die Pflanzen werden von den Mönchen behutsam mit den Händen gepflückt, getrocknet und verarbeitet. Zur Herstellung der Liköre verwendet man neben den Kräutern reinen Weingeist, Honig und Läuterzucker oder kandierten Zucker, der auf Eisenpfannen gebräunt wird. Bei den verschiedenen Arbeitsgängen zur Herstellung der Liköre wird im Kloster ebenfalls auf den Mond- und Sonnenrhythmus geachtet, weil er sich auf die Qualität des Produkts auswirkt.

Die Kunst der Likörherstellung besteht darin, die beste Komposition der Kräuter zu finden sowie die richtige Menge und die angemessene Zeit zu bestimmen, während der das Kraut im Weingeist liegen soll. Auch dabei gilt die Faustregel: Je weniger genommen wird, desto besser sind der Geschmack und die Bekömmlichkeit.

St.-Johanniskraut-Likör

Mit seiner roten Farbe und dem unverwechselbaren Geschmack ist er ein ganz besonderer Likör. Seine Wirkung kommt von den Kräutern und Gewürzen, die er enthält und die auch schon Hildegard von Bingen empfiehlt: Johanniskraut, Lavendel, Zimt, Galgant, Quendel, Kalmus und Hibiskusblüten.

Klostergold

Dieser aus Wurzeln und Kräutern bereitete Likör erinnert an den klassischen »Liqueur Bénédictine«. Seinen ausgewogenen Geschmack erhält er vor allem durch Angelikawurzel, Meisterwurz, Tausendgüldenkraut, Ivakraut, Ingwer, Zimt und Schalen von (ungespritzten) Orangen. Die goldgelbe Farbe kommt zustande durch die mit Sorgfalt ausgesuchten und verarbeiteten Kräutern aus dem Klostergarten.

Der Wolfgangseer Kanzler-Klosterlikör

Das ist ein klassischer Kräuterlikör, der sein Bukett und seine Wirkung der sorgfältigen Verarbeitung und geschmacklichen Abstimmung der Kräuter und Gewürze verdankt, die fast alle rund um den Wolfgangsee wachsen: Arnikablüten, Anis, Angelikawurzel, Melisse, Koriander und Pfefferminze. Dieser Likör ist der ideale Abschluss eines Essens und eignet sich mit Eis auch als Sommerlikör.

Weichsel-Kirsch-Likör

Die ausgereiften Früchte der Weichsel- und Sauerkirschbäume aus dem Klostergarten werden im Frühsommer geerntet, in Obstbrand gelegt und längere Zeit ausgezogen. Der Auszug wird mit Gewürzen und Kräutern verfeinert. Orangenschalen verleihen dem Likör seinen runden, ausgewogenen, süß-sauren Geschmack.

Aicher Holler-Likör

Die Holunderstaude gehört wohl zu den wichtigsten Kulturpflanzen überhaupt. Alle Pflanzenteile – Wurzel, Stängel, Blätter, Rinde und Früchte – werden verwendet. Der Aicher Hollerlikör wird aus reinem Fruchtsaft mit zahlreichen Gewürzen angesetzt: mit Wermut, Salbei, Rosmarin, Wacholder, Pfefferminze und Koriander. Er eignet sich als Aperitif und schmeckt besonders gut, wenn er mit Sekt aufgegossen wird.

Salbei-Likör

Die Salbeipflanze steht seit alter Zeit in hohem Ansehen. Im Likör kommen das Salbei-Aroma und die wohltuende Wirkung des Krauts zur vollen Entfaltung. Das Salbei-Elixier wird abgerundet durch Ringelblumen, Schafgarbe, Quendel, Melisse und Angelikawurzel.

Tannenwipfel-Rachenputzer

Im Frühjahr werden die jungen Triebe der Tannen und Fichten von den unteren Baumreihen abgenommen und in Obstbrand gelegt. Anschließend wird der Auszug mit frisch geernteter wilder Minze, mit Schafgarbe, Kamille, Thymian und Ysopkraut angereichert sowie mit Nelken, Kümmel, Majoran und Galgant gewürzt – und durch eine kleine Gabe Honig verfeinert.

Aicher Nussgeist

Von den klostereigenen Walnussbäumen werden um den Johannistag die grünen Nüsse geerntet und eineinhalb Mondphasen lang in hausgebranntem Obstler mit Gewürzen angesetzt und ausgezogen. Mit Kandiszucker und Honig versetzt entwickelt der Nussgeist einen feinen Amaretto-Geschmack. Die beigegebenen Gewürze: Zimt, Vanille, Muskat, Ingwer, Kalmus und Nelken.

Thymian-Hirngeist

Thymian aus den Klostergärten und der von den Almen geerntete Feldthymian (Quendel) werden mit anderen ausgewählten Kräutern und Gewürzen in hochprozentigem Alkohol angesetzt. Seine besondere Qualität erhält dieser Likör durch die Beigabe unmittelbar nach der Ernte eingelegter Kräuter (grüne Minze, Brennnesselblätter, Ringelblumen und Kamilleblüten).

Magensonne

Im Fass gelagert reift dieser Likör heran. In ihm sind mehrere Kräuter vereint: Wurzeln von Zitwer, Enzian und Rhabarber, ferner Galgant, Fenchel, Anis und Wermut. Diese Mischung verleiht dem Likör einen feinen Lakritze-Geschmack.

Liqueur Mandarine

Biologisch angebaute, in der vollen Sonne Spaniens gereifte Mandarinen werden in ein Gemisch aus Weingeist und exquisiten Weinen eingelegt und längere Zeit extrahiert. Mit Ingwer, Zimt, Koriander und Muskat gewürzt, erhält der ausgesprochen wohlschmeckende Likör seine höchste Abrundung durch Honig und Kandiszucker. Dieser Likör braucht zur vollen Reifung fast ein ganzes Jahr.

5. Klösterliche Urheilmittel

Kräuter gelten als die klassischen Heilmittel, die in den Klöstern zu allen Zeiten angebaut, verarbeitet und in vielerlei Rezepturen gegen vielerlei Leiden angewendet wurden. Es gehörten große Erfahrung und Fachkenntnis dazu, um für einen kranken Menschen genau die Kräutermischung oder Rezeptur zu finden, die sein spezielles Leiden kurieren konnte. Was dem einen half, musste noch lange nicht auch für einen anderen nützlich sein. Erst die Abstimmung der Rezeptur auf den jeweiligen körperlichen, seelischen und geistigen Zustand des Menschen kann dauerhaft Heilung bringen. Ohne diese ganzheitliche Betrachtung dürfen auch Naturheilmittel nur mit großer Vorsicht angewendet werden. Denn sie können zwar Krankheitssymptome beseitigen, aber nicht die Ursache des Leidens heilen. Der Schwerpunkt dieses Buches liegt also nicht auf den Kräuterrezepturen als solchen. Wir wollen uns vielmehr auf relativ kurze Hinweise beschränken und, bevor wir auf die Heilkräuter selbst zu sprechen kommen, einige uralte Lebens- und Heilmittel nennen, die in den Klöstern nicht nur eine große Tradition haben, sondern häufig sogar in den Gottesdienst einbezogen wurden – und die man heute selber herstellen und anwenden kann. Gerade diese selbst erzeugten Mittel haben oft eine größere Heilwirkung als gekaufte Pillen und Salben, zu denen man keine persönliche Beziehung hat. Grundlegend für alle einzelnen »Anwendungen« der Klostermedizin waren ja eine Veränderung des Lebens und eine neue geistige Einstellung. Ohne diesen spirituellen Hintergrund sind Heilmittel der Klostermedizin nur eingeschränkt zu verstehen und anzuwenden.

Von Wasser, Tee und Bier

Der Mensch, der selber zu mehr als drei Vierteln aus Wasser besteht, hatte zum Wasser von Anfang seiner Existenz an eine besondere Beziehung. In den heiligen Schriften aller Religionen, auch in der Bibel, spiegelt sich die Bedeutung des Wassers wider – seine Rolle als heiliges Symbol, aber auch im alltäglichen Leben.

Wasser ist für das Leben des Menschen unentbehrlich; wenn er kein Wasser hat, verdurstet er. Aber im Wasser steckt auch Symbolkraft: Es löst das Harte auf (im Sprichwort höhlt der stete Tropfen sogar den Stein), es kann – in wärmenden oder kühlenden Umschlägen, als Trinkkur – dem Menschen ein Heilmittel sein; es dient als Weihwasser in der christlichen Taufzeremonie der Ur-Initiation des Menschen und wird in fast allen Kulturen bei Ritualen zur spirituellen Reinigung und Erneuerung eingesetzt. Wasser gehörte schon immer zu den großen Kostbarkeiten in der Schöpfung – und auch in den Klöstern.

Vor jeder neuen Klostergründung haben die Mönche zunächst einmal nach Wasser gesucht. Erst wenn sie eine Quelle gefunden hatten, wurde mit dem Bau begonnen. Auch Kirchen und heilige Plätze entstanden dort, wo Quellen waren. Auch insofern kann man den sorgfältigen und aufmerksamen Umgang mit diesem Element als ein spirituelles Handeln ansehen.

Die Zisterzienser (ein Zweigorden der Benediktiner) haben in ihrer Ordensgeschichte die Wasserkultur in besonderer Weise gepflegt. In Flusstälern, sogar in Sumpfgebieten bauten sie ihre Bewässerungssysteme und widmeten sich der Fischzucht (und sie richteten in ihren Klöstern die ersten Wasserspülungen für Toiletten ein). Ihr Umgang mit Wassersystemen beruhte jedoch nicht nur auf der Erkenntnis, dass Wasser für die Nahrung und die Hygiene wichtig war, sondern für sie symbolisierte das Wasser immer auch das gesamte Leben.

Pfarrer Sebastian Kneipp hat die heilende Kraft des Wassers in vielfacher Weise bei Kranken eingesetzt – als Trinkkur und in

Form von Wassergüssen, Waschungen und Bädern. Seine Lehre von der Heilkraft des Wassers gilt noch heute. Eine seiner zahlreichen Anwendungen ist das »kalte Hemd«. Bei schlechter Durchblutung der Haut, aber auch bei einer beginnenden Depression empfiehlt er, ein Leinenhemd in kaltes Wasser zu tauchen, es auf der nackten Haut anzuziehen und sich so – eingehüllt in Decken – ins warme Bett zu legen. Ähnlich wohltuend ist sein »ansteigendes Fußbad«. Dabei stellt man seine Füße knöcheltief in ein Becken mit kaltem Wasser und gießt immer wieder heißes Wasser nach, damit die Temperatur allmählich ansteigt. Wer sich nicht so viele Umstände machen will, kann ein anderes altes Klosterrezept übernehmen, das ebenfalls sehr gesund ist und einen guten Schlaf beschert: vor dem Zubettgehen ein 20-minütiges warmes Fußbad, wobei man dem Wasser einen Esslöffel Salz beigibt.

Etwas Ähnliches ist das »Sonnenwasser«, das die heilige Hildegard von Bingen empfiehlt: Man lässt Wasser in einer Glasschale einen ganzen Tag lang von der Sonne bescheinen und trinkt es dann schluckweise – es soll ein wahres Wundermittel gegen Depressionen sein.

Ein Hausmittel, das bei uns weitgehend unbekannt ist, kommt aus fernöstlichen Klöstern: Wenn sich jemand nicht wohl fühlt und spürt, dass er krank werden könnte, soll er mindestens einen Liter heißes Wasser trinken – danach schwitzt er seine aufkeimende Krankheit aus.

In der Gegenwart verbindet sich mit dem Wasser vor allem die Frage: Was trinke ich – und wie gehe ich mit Wasser um? Die Verunreinigung des Brunnenwassers und der Quellen, weil Äcker, Wiesen und Wälder vergiftet sind, nimmt trotz zahlreicher Umweltschutzgesetze zu. So wird die Qualität des Trinkwassers aus den Leitungssystemen immer schlechter, vor allem in den großen Städten. Es ist heute wichtig, dass die Menschen wieder eine gute Beziehung zum Wasser bekommen. Das ist nicht einfach, weil daheim aus dem Wasserhahn oft nur eine Flüssigkeit läuft, die mit frischem Quellwasser wenig zu tun hat. Aber seine eigenen »Wasser«-Plätze kann sich jeder suchen: eine Quelle in der Natur oder an heiligen Orten, eine Bank am Teich oder an einem See, einen Baumstumpf neben einem Bach oder am Fluss. Das Verweilen an solchen Plätzen tut der Seele gut. Und wer einmal in der Woche oder alle vierzehn Tage zu einer Quelle geht und das Wasser trinkt (und vielleicht sogar in einem Behälter etwas davon mit nach Hause nimmt), der wird nicht nur seinen Durst stillen, sondern auf die Dauer auch eine sehr persönliche spirituelle Erfahrung machen.

Es gibt auch die Möglichkeit, daheim das Leitungswasser zu »reinigen«, bevor man es trinkt oder zum Kochen verwendet. In den Klöstern wurden oft Edelsteine, Bergkristalle oder Amethysten ins Trinkwasser gelegt, um dessen Qualität zu verbessern – ein Verfahren, das jeder ohne viel Aufwand auch in seinen eigenen vier Wänden praktizieren kann. Heute wird oft sogar in Feinschmeckerrestaurants dem Gast eine Karaffe mit Quellwasser auf den Tisch gestellt, in denen einige Edelsteine liegen. Und wenn der freundliche Kellner dazu auch noch ein paar Erklärungen gibt, sind die Gäste restlos begeistert.

Edelsteine im Wasser – da verbinden sich zwei Urelemente miteinander: Wasser und – in Form der Steine – »qualifizierte« Erde. Diese harmonische Verbindung mehrerer Urelemente – wie in der Natur – verstärkt oft die positive Wirkung auf den Menschen.

Im Markt werden mit so genannten »Wasser-Belebungen« längst kräftig Geschäfte gemacht. Aber nicht alle Geräte, Zusätze, Theorien und Praktiken, die angeboten werden, helfen wirklich. Eine gute Qualität besitzen die meisten »stillen Wasser«, sofern sie aus genau bezeichneten Quellen stammen – sie sind überall im Handel käuflich. Wenn das Wasser mit Kohlensäure prickelnd gemacht wird, verlängert sich zwar seine Haltbarkeit, aber der Kohlensäure-Zusatz bedeutet einen Eingriff in die ursprüngliche Reinheit des Elements.

Sinnvoll ist es, dass man morgens nach dem Aufstehen erst einmal ein Glas Wasser trinkt – ohne jeden Zusatz. Das ist gut für die innere Reinigung, hilft der Verdauung und bringt den Kreislauf in Schwung. Auch während des ganzen Tages sollte man darauf achten, dass man genügend Wasser trinkt.

Die Verwendung von Wasser als Mittel zur körperlichen Reinigung erfordert ebenfalls einen behutsamen Umgang damit. Wer sich mit klarem Wasser wäscht oder ein erfrischendes Bad nimmt, kann auf jede Reinigungscreme verzichten – er wird sich hinterher wohl fühlen. Andererseits tut niemand seinem Körper etwas Gutes, wenn er sich dreimal am Tag duscht. Denn selbst heilende Urelemente können schädlich sein, wenn sie im Übermaß gebraucht werden.

Wasser ist in vielerlei Hinsicht heilsam. Es bewirkt beim Menschen eine äußere und innere Reinigung – beim Waschen, Baden, als Getränk, für Umschläge und Wickel. Auch auf Wasser zu schauen oder es zu hören, tut dem Menschen gut. Wer sich an einem Bach setzt oder ans Meer und sehr bewusst mit Augen und Ohren diese Schöpfungseindrücke auf sich wirken lässt, wird das Erlebnis als sehr wohltuend empfinden. Und nicht zufällig sind Plätze am Brunnen, wo man das Plätschern des Wassers hört, so wunderbar beruhigend für die Seele.

Die Mönche haben Wasser zu allen Zeiten auch »veredelt«: Mit einzelnen Kräutern oder mit Krautermischungen wurden Tees aufgebrüht, mit Hopfen und Gerste braute man Bier, ein heißes Bad diente oft nicht nur der Reinigung, sondern wirkte durch entsprechende Kräuter- und Pflanzenzusätze darüber hinaus heilend, erfrischend oder beruhigend.

Bier wurde von den Mönchen mit Sorgfalt und großer Kunst hergestellt. Im Grunde ist Bier ein vergorener Tee aus Hopfen und Malz – mit würzigem Geschmack und sehr bekömmlich. Im rechten Maß genossen, wirkt Bier nervenberuhigend, ist gesund und nahrhaft und führt dem Körper Vitamine und Mineralstoffe zu. In der Fastenzeit haben manche Mönche allerdings das rechte Maß verlassen und ihrer flüssigen »Fastenspeise« – Flüssiges brach nach ihrer Meinung das Fasten nicht – doch zu sehr zugesprochen. Dennoch: Bier ist ein »geläutertes« Lebens- und Heilmittel, dessen Zutaten rein sind, lange gekocht und dann vergoren und gut abgelagert werden.

Die Heilkraft von Wasser wurde in den Klöstern in einer besonderen Weise genutzt, wenn die Mönche es segneten – und sich damit bekreuzigten, wenn sie das Kloster oder die Kirche verließen oder betraten. Es war die Erinnerung an den großen ursprünglichen Ritus der Taufe. Zu den großen Wasserritualen gehörten in den Klöstern – neben der Taufe – auch die Weihe des Osterwassers und die Wasserweihe am Dreikönigsfest.

Von der Kraft des Salzes

Für Menschen und Tiere ist Salz lebensnotwendig. In ihm sammelt sich alle Energie der Erde. Es wird vom Wasser aus der Erde und aus Gestein herausgelöst.

Bis es dem Menschen zur Verfügung steht, unterliegt Salz verschiedenen Wandlungsprozessen. Am Ende verwenden es die Menschen, um ihre Speisen zu würzen oder sie haltbar zu machen. In den Klöstern war Salz ein bedeutendes Gebrauchsgut, aber auch ein spirituelles Heilmittel.

Salz dient seit Urzeiten auch zur Konservierung. Es erhält und macht stabil – in der Natur wie beim Menschen. Salzbeigaben waren die älteste und natürlichste Methode, um Fleisch und Fisch oder andere Lebensmittel zu konservieren.

Vom Steinsalz weiß man, dass es beim Menschen eine überaus positive Wirkung hat – innerlich fördert es die Verdauung und reinigt, äußerlich wirkt es wohltuend auf die Haut und die Schleimhäute. Zunehmend werden Salzsteine sogar zu Kerzenlampen verarbeitet, denen ein gesunder und angenehmer Duft entströmt.

Salz wurde immer auch in der christlichen Liturgie benutzt. Im alten Taufritual legte der Priester dem Täufling ein Salzkorn auf die Zunge und sprach dazu: »Nimm hin das Salz der Weisheit«. Das Salz ist hier also ein Symbol für Weisheit und innere Stabilität.

In Verbindung mit Wasser entfaltet Salz eine besondere Heilkraft: Wer seinem Bad eine Handvoll Steinsalz oder Meersalz beigibt, macht es zum »Auslauge-Bad«, das nicht nur reinigend wirkt, sondern der Haut, dem Atem und dem ganzen Körper außerordentlich gut tut – wie das heilsame Bad im »Toten Meer«. Ein anderes Hausmittel empfehlen die Mönche bei Erkältungen und Reizungen der Atemwege: die Inhalation von Salzwasser-Dampf. Und wenn es im Hals kratzt, hilft oft schon das frühzeitige Gurgeln mit Salzwasser. Sehr erfolgreich wird Salz auch in der Homöopathie verwendet.

Beim Salz ist es ganz besonders wichtig, dass man behutsam damit umgeht. Man sollte darauf achten, dass man nur natürliches Salz verwendet, dessen Wirkkraft nicht durch chemische Raffinerie-Prozesse geschwächt wurde.

In der Gegenwart scheinen die Menschen Salz allzu unbekümmert zu verwenden. Die alte Mönchsregel vom rechten Maß kann verhindern, dass man zu viel nimmt und krank wird. Denn ein Übermaß schadet Herz, Magen und Darm – es tut dem Körper und der Seele nicht gut.

Von der Wohltat des Öls

Seit unvordenklichen Zeiten verwendet der Mensch Öl – auch als Heilmittel. Am bekanntesten ist das Olivenöl, das aus den Früchten des Ölbaums gewonnen wird. Aber auch das Öl aus Sonnenblumen, Kürbiskernen, Disteln und anderen Pflanzen ist nicht nur schmackhaft und gesund, sondern eignet sich ebenso auch – oft in Verbindung mit Kräutern, Wurzeln und Früchten – als Mittel gegen Schmerz und Krankheit.

Öl dringt tief in den Körper ein und macht die Dinge, mit denen es in Berührung kommt, sehr geschmeidig. In den orthodoxen Klöstern gab es die Tradition des Öl-Ziehens: Morgens nahm man einen Löffel Sonnenblumenöl in den Mund und presste es zehn Minuten lang mit der Zunge durch die Zähne und bewegte es im Mund umher – eine ungewöhnliche Methode, aber doch eine sehr hilfreiche Kur, um den Körper über die Schleimhäute im Mund zu entgiften.

Auch bei den großen sakralen Weihehandlungen wird Öl verwendet. Als heiliges Öl wird bereits im Buch Exodus das Chrisam-Öl erwähnt, das man auch heute in der gleichen Mischung herstellen kann wie damals. Dazu heißt es dort (vgl. Ex 30, 23 bis 29): »Nimm Spezereien von der besten Sorte: 500 Schekel [1 Schekel = ca. 11,4 Gramm] feinste Myrrhe und halb so viel wohlriechenden Zimt, ferner 350 Schekel wohl riechenden Kalmus und 500 Schekel Kassia, dazu ein Hin [45 Liter] Olivenöl, und stelle daraus ein heiliges Salböl her, eine würzige Salbe, wie sie der Salbenmischer macht. Ein heiliges Salböl soll es sein. Damit sollst du das Offenbarungszelt und die Lade des Zeugnisses, ferner den Tisch mit allen seinen Geräten, den Leuchter mit seinen Geräten und den Räucheraltar, ferner den Opferaltar mit all seinen Geräten salben. Du sollst sie weihen, damit sie hochheilig seien. Jeder der sie berührt, wird heilig.«

Nicht nur die heiligen Geräte wurden mit Chrisam-Öl geweiht, sondern es war auch das Salböl für Könige, für Priester und Täuflinge. Mit Chrisam-Öl wurde der Mensch geheiligt – er wurde zum »Gesalbten« wie Christus (was ja übersetzt »der Gesalbte« bedeutet). In den Klöstern war die Salbung immer ein heiliges und heilendes Ritual. Heute wird sie noch bei jeder Taufe und bei feierlichen Weihehandlungen (Priesterweihe, Altarweihe, Kirchweihe, Glockenweihe) vollzogen.

Jeder kann sich sein »heiliges Öl« selber daheim herstellen – in einer Mischung, die man individuell zusammenstellt. (Ein brauchbares Maß ist zum Beispiel: 0,1 l Olivenöl, 12,6 g Myrrhe, 6,3 g Zimt, 8,8 g Kalmus und 12,6 g Kassia. Die in einem Mörser zerstoßenen Zutaten lässt man dann einen Monat lang in einer gut verschlossenen Flasche stehen und seiht sie dann ab.) Viele

Menschen lassen das Öl auch segnen. Solches Salböl eignet sich sowohl für die Zubereitung von Speisen als auch für Salbungen des Körpers, äußerlich oder innerlich. Vor allem in Verbindung mit Kräutern wird Salböl zum wirksamen Heilmittel.

Als Zutat beim Salat hilft Öl (zusammen mit Essig), die Kräfte der Pflanzen aufzuschließen und sie dem Körper zuzuführen. In der Küche kann jeder sein Öl mit Pflanzen und Kräutern ansetzen, die ihm schmecken und bekommen. Dabei sind der Phantasie keine Grenzen gesetzt – vom Knoblauchöl für die Zubereitung von Speisen über Johanniskrautöl gegen Wunden bis zum Duftöl in der Wohnung reicht das Spektrum. Öl ist aber nicht nur für Menschen verwendet worden, sondern auch Tiere wurden damit gesalbt. Sogar Steine und Holz hat man damit eingerieben – viele kennen den angenehmen Geruch, der von geöltem Holz ausgeht.

Von der Labsal des Weines

Auch der Wein gilt – in Maßen genossen – seit Menschengedenken als Mittel zum Leben und Heilen. Schon der Apostel Paulus schrieb an Timotheus: »Nimm etwas Wein für deinen Magen« (vgl. 1 Tim 5, 23) und meinte damit vermutlich Rotwein. Wein ist ein geistiges und religiöses Symbol für die Freude des neuen Bundes, wie sie in der Feier der Eucharistie ihren Ausdruck findet.

Die heilige Hildegard von Bingen empfahl sogar nach einer Zeit des Fastens (also um »das Fasten zu brechen«) als Erstes einen kleinen Schluck Rotwein. Am Fest des Evangelisten Johannes (27. Dezember) gibt es den Weinsegen: Der im Gottesdienst gesegnete Wein wird anschließend den Gläubigen ausgeschenkt mit den Worten: »Trinkt die Liebe des heiligen Johannes.«

Wein ist aber nicht nur gerne bei Tisch getrunken worden, sondern wurde auch als Heilmittel eingesetzt. Die bekanntesten Rezepte für Medizin-Weine stammen von Hildegard von Bingen.

Bei ihrem »Mai-Trunk« wird dem Wein Saft von gepressten Wermutblättern und Honig beigegeben – eine Trinkkur, die vor allem gut ist gegen die Verkalkung der Adern. Die mittelalterliche Mystikerin sagt von diesem »Mai-Trunk«: »Davon trinke man von Mai bis Oktober jeden dritten Tag – das vertilgt die Langsucht und Melancholie in dir, macht deine Augen klar, stärkt das Herz und verhindert, dass deine Lunge krank wird. Es wärmt den Magen, reinigt die Eingeweide und gibt eine gute Verdauung.« Mit »Langsucht« meint Hildegard vermutlich die Funktion der Nieren, denen sie eine wichtige Rolle beim Alterungsprozess zuschreibt. So ist ihr Mai-Trunk wohl nicht zuletzt ein Mittel gegen vorzeitiges Altern.

Zur Stärkung des Herzens empfiehlt sie, jeden Morgen ein Gläschen »Herzwein« zu trinken. Dazu wird Weißwein mit Petersilienstängeln aufgekocht, dann gibt man Honig und einen Schuss Essig hinzu – so entsteht ein alkoholfreies Heilmittel, das schmeckt, bekömmlich ist und dem Kreislauf gut tut.

Ein Hildegard-Rezept gegen Grippe und Fieber ist der »Meisterwurz-Wein«, der ebenfalls leicht hergestellt werden kann. Ein Esslöffel gehackte und im Mörser zerstoßene Meisterwurz-Stückchen werden über Nacht in ein Glas Wein eingelegt. Am nächsten Morgen wird abgeseiht und ein wenig frischer Wein dazugegossen – und dann trinkt man das Gläschen »Meisterwurz-Wein« auf nüchternen Magen.

Zum Wein generell schreibt Hildegard: »Der Wein ist das Blut der Erde, er ist in der Erde wie das Blut im Menschen und hat eine Art von Gemeinschaft mit dem Blut des Menschen. Er befördert deshalb seine Wärme wie ein mit größter Geschwindigkeit sich drehendes Rad zum Mark [Gehirn] hin und versetzt dieses in gewaltige Hitze, sodass nun dasselbe Mark dem Blut die Glut des Lustverlangens zuteil werden lässt. Deshalb soll ein Mensch, der sehr guten und starken Wein trinken will, diesen mit etwas Wasser vermischen, damit seine Kraft und Wärme etwas vermindert und gemäßigt wird«. Und an anderer Stelle heißt es: »Ein Wein, rein von der Rebe, macht dem, der ihn trinkt, gutes und gesundes

Blut. Ein gepantschter aber ist etwas Schlechtes und wie mit Asche Bestäubtes.« Zum Frankenwein, den sie sehr schätzt, sagt sie: »Der Frankenwein ist stark und macht fast Stürme im Blut. Deshalb soll ihn der, der davon trinkt, ein wenig wässern.«

In den Klöstern hat der Weinanbau eine große Tradition. Wein war für die Mönche natürlich auch ein Genussmittel – eine Labsal, die dem Körper und der Seele gut tat, wenn das gute Maß beachtet wurde.

Von den Möglichkeiten des Essigs

Essig entsteht, wenn Wein (oder Apfelmost) noch einmal vergoren wird. Den Weinessig schätzte Hildegard von Bingen am meisten. Aber gerade beim Essig ist es wichtig, dass man ihn sehr sorgsam verwendet: Er darf als Zugabe den Geschmack der Speise nicht beeinträchtigen, sondern sollte gerade noch erkennbar sein. Dass Essig ein Heilmittel ist, lässt sich bei Hildegard an vielen Stellen nachlesen. »Er reinigt den Menschen von Gestank, vermindert die Unsäfte – und die Speisen gehen in ihm den rechten Weg. Wer aber dem Essen so viel Essig zusetzt, dass der Essiggeschmack vorwaltet, der wird geschädigt, weil dessen Wärme die Speisen ein zweites Mal kocht und sie deshalb hart macht und sie kaum verdaut werden können.«

Man kann leicht daheim selber Essig aus vergorenen Fruchtsäften herstellen, zum Beispiel aus Apfelsaft. Dieser vergärt erst zu Most (Apfelwein) und dann zu Essig. Dieser Läuterungs- und Wandlungsprozess macht den Essig heilsam. Fast schon legendär ist ein altes Rezept, das auch in den Klöstern bekannt war: Ein Glas Wasser mit einem Esslöffel Apfelessig und etwas Honig, das morgens auf nüchternen Magen getrunken wird, steigert den Appetit, regt den Stoffwechsel an und hilft beim Abbau von Fetten und Kohlehydraten.

In den Klöstern wurde früher der Essig von den Mönchen selbst hergestellt. Sie zogen ihn auf Haschen und setzten ihm unterschiedliche Gewürze und Kräuter zu, vor allem Estragon. Andere Essigrezepte empfahlen als Zusatz auch karamellisierten Zucker oder Honig. Die meisten Menschen stellen heute ihren Essig nicht mehr selber her. Aber viele kaufen ihn und »veredeln« ihn dann daheim nach ihrem eigenen Geschmack, indem sie bestimmte Kräuter zugeben. Ein Blick in die vielen Rezeptbücher regt dabei die Phantasie an – die Vielzahl der Möglichkeiten, Essig nach eigenem Geschmack mit Kräutern, Beeren und Früchten zu verfeinern, gibt der Kreativität weiten Raum.

Aber Essig ist für den Körper nicht nur als Beigabe zu Speisen heilsam, weil er als inneres »Reinigungsmittel« wirkt, desinfiziert und der Verdauung hilft – er wird auch äußerlich zur Heilung angewendet. Viele erinnern sich noch an Großmutters Essig-Wickel: Auf ein feuchtes Tuch wird Essig gespritzt, dann legt man den Wickel um die Waden – das ist eine einfache Art, Fieber zu senken.

Vom gesunden Geschenk der Bienen

Neben dem Anbau von Obst und Wein, dem Ackerbau, der Vieh- und Fischzucht betrieben die alten Mönche nicht zuletzt auch Bienenzucht. Die Bienen versorgten die Klöster mit Honig und Wachs – und auch mit Propolis, einem harzähnlichen Sekret, das das menschliche Immunsystem stärkt.

Das Wachs, das man aus den Waben gewinnt, verwendeten die Mönche nicht allein zur Herstellung ihrer Kerzen, sondern auch für die Zubereitung von Salben. Heilende Kräuter wurden zuerst in Olivenöl »ausgezogen«, und dann wurde das Öl mit Wachs verrührt, sodass eine Salbe entstand, die auf Wunden oder schmerzende Körperteile aufgetragen werden konnte. Auch Naturheilmittel werden heute wieder auf ähnliche Weise produziert. Das Verfahren, auf der Grundlage von Olivenöl und Bienenwachs eigene Kräutersalben zuzubereiten, ist einfach – jeder kann mit Heilkräutern seiner Wahl daheim seine eigenen Salben machen. Die Faustregel dabei lautet: Eine gute Konsistenz ergibt sich, wenn zehn Teile Öl mit einem Teil Bienenwachs gemischt werden.

Mit körpereigener Propolis dichten die Bienen in ihrem Stock die winzigen Ritzen ab, damit kein kalter Luftzug entstehen kann. Dieser »Kitt« wird von Imkern fast ehrfürchtig »Penizillin der Bienen« genannt. Er wird zwar nur in geringen Mengen gewonnen, ist aber – eingelegt in Alkohol und in Form von Tropfen eingenommen – sehr nützlich für das menschliche Immunsystem. Vor allem in Übergangszeiten, wenn Erkältungen, Husten und Schnupfen drohen, sind Propolis-Tropfen hochwirksame, natürliche Heilmitteln – erhältlich in jeder Apotheke.

Wachs und Propolis sind wunderbare Geschenke der Bienen an den Menschen, aber noch wertvoller ist natürlich der Honig. Im Honig ist die Kraft der Erde, der Sonne, des Windes und des Wassers mit den Kräften der blühenden Natur vereinigt – die Bienen vollbringen ein geradezu schöpferisch zu nennendes Werk.

Honig schmeckt gut, ist äußerst nahrhaft und das »klassische«, lange Zeit sogar das bei weitem wichtigste Süßungsmittel. Im rechten Maß gegessen stärkt er Nerven, Herz und Kreislauf, er ist entzündungshemmend und beruhigt den Magen. Ob auf dem Butterbrot oder im Tee: Honig ist eine Köstlichkeit. Man muss allerdings aufpassen, dass er nicht zu sehr erhitzt wird, weil bei mehr als 40 Grad seine Wirkkräfte schwinden.

Von der Heilkraft des Weihrauchs

Wer ein Kloster oder eine Kirche betritt, spürt fast immer einen Hauch von Weihrauch. Weihrauch wurde seit alters in fast allen Religionen – und auch in der christlichen Liturgie – bei Zeremonien und Ritualen verwendet. Weihrauch ist hier ein Symbol der Verehrung Gottes. Heute wird Weihrauch außerdem von der

Medizin und Naturheilkunde neu entdeckt, weil ihm auch eine Heilwirkung zugesprochen wird.

Der Weihrauch – getrocknetes Harz vom Weihrauchbaum, das beim kultischen Gebrauch verbrannt wird und dabei einen wunderbaren Duft verströmt – kommt aus dem Orient. Das Einatmen von Weihrauch wirkt gleichermaßen berauschend und heilend. Schon im 16. Jahrhundert vor Christus gab es (wie wir aus einem Papyrus wissen) in Ägypten Ärzte, die aus zerstampftem Weihrauch und Honig eine Paste herstellten, die sie Kranken zu essen gaben.

Der große griechische Arzt Hippokrates – Ärzte schwören heute noch den »Eid des Hippokrates« – verwendete Weihrauch für eine Salbe, die er gegen Frostbeulen, Schuppenflechte und Warzen sowie beim Reinigen und Desinfizieren von Wunden einsetzte. Er mischte Weihrauch sogar Einläufen bei und ließ gegen Bronchitis das heilsame Harz über heiße Dämpfe inhalieren.

Heute weiß man, dass Weihrauch ein wirksames Heilmittel bei Rheuma und bei chronischen Darmentzündungen ist. Manche sprechen ihm sogar bei Hirntumoren eine positive Wirkung zu. Dabei wird Weihrauch nicht nur inhaliert, sondern auch (in Pulverform) in Tinkturen verarbeitet und tropfenweise eingenommen. Auch Hildegard von Bingen empfahl bereits vor tausend Jahren Weihrauch-Gebäck, das man unter die Nase halten sollte, um den Duft einzuatmen – gegen Hirnkrankheiten. Heute streiten sich Mediziner und Pharmazeuten noch, welche Inhaltsstoffe im Weihrauch wirken, aber in den Klöstern vertraut man diesem orientalischen Heilmittel jedenfalls seit 1500 Jahren. Noch älter sind die Belege für die Wertschätzung des Weihrauchs, die sich in der Bibel finden – die Magier aus dem Morgenland zum Beispiel brachten als Geschenk zur Geburt Jesu neben Gold und Myrrhe auch Weihrauch mit.

Der Volksmund sagt: »Weihrauch vertreibt die bösen Geister.« In manchen Alpengegenden geht man heute noch am Vortag der drei großen Feste der Weihnachtszeit – am Heiligen Abend, an Silvester und am Tag vor dem Dreikönigstag – durchs Haus und beräuchert alle Räume.

Wer heute die Heilkraft von Weihrauch nutzen will, kann sich eine Weihrauch-Tinktur in der Apotheke kaufen, die er tropfenweise einnimmt – oder er zündet daheim wohlriechenden Weihrauch an, der den Raum mit heilsamen Duft erfüllt. Aber Vorsicht – wie bei jeder Selbstmedikation! Auch hier gilt: Wer an Rheuma leidet, Darmprobleme hat oder gar den Verdacht auf einen Hirntumor, sollte in jedem Fall seinen Arzt aufsuchen, statt daheim mit Weihrauch zu experimentieren.

Von fast vergessenen Juwelen

Zwetschgenkerne

Bei Hildegard von Bingen hört man fast eine gewisse Verwunderung heraus, wenn sie darüber spricht, dass die Menschen zwar das Fruchtfleisch von Pflaumen und Zwetschgen essen, aber das Beste, nämlich die Kerne, ausspucken. Sie empfiehlt dagegen, die Kerne vorsichtig herauszulösen und zu trocknen. Bei Husten und Bronchialleiden lässt man dann zehn Zwetschgenkerne in einem Viertelliter Weißwein knapp fünfzehn Minuten lang köcheln, bis sie aufgehen. Vom heißen Sud soll der Kranke zwei Esslöffel gleich trinken – und den Rest aufs Nachtkästchen neben das Bett stellen, damit er den entströmenden Dampf während des Schlafes einatmen kann.

Sauerkraut

Viele meiden Sauerkraut, weil es Blähungen verursacht. Für die alten Mönche hatte es jedoch eine besondere Bedeutung, weil es außerordentlich gesund ist. Es wurde in den Klöstern in Fässern und Keramikgefäßen eingelagert und als Vitamin-Vorrat für den Winter genutzt. In manchen Klöstern gab es zum Frühstück eine Schüssel rohes Sauerkraut; auch Butterbrot, mit Sauerkraut belegt, wurde gerne gegessen. Denn, wie gesagt, rohes Sauerkraut oder Sauerkraut-Saft ist nicht nur für die Verdauung äußerst hilfreich, sondern auch ein erstklassiger Vitaminspender in Zeiten, in denen es kaum frisches Obst und Gemüse gibt.

Eine ganz andere Anwendung des Krautes, die früher in den Klöstern üblich war, kommt heute allmählich wieder in Erinnerung: Bei Gelenk- und Muskelschmerzen werden die großen Krautblätter aufgelegt – sie lindern den Schmerz. Allerdings muss man vorher das Blatt mit einem Holzklopfer bearbeiten, bis der Krautsaft austritt.

Dinkel

Nach Hildegard von Bingen ist Dinkel das große heilige Getreide. Es ist warm, fett, kraftvoll – und »macht seinem Esser rechtes Fleisch und rechtes Blut, frohen Sinn und freudig-menschliches Denken. Wie immer gegessen, ob als Brot oder sonst wie verkocht: es ist gut und lind.« Kranken, die kaum noch Essen vertragen, empfiehlt sie gekochten Dinkel, dem etwas Butter oder Eidotter beigemischt wurde – angeblich heilt diese Speise innerlich wie eine gute Salbe.

Dinkel hatte in den Klöstern über Jahrhunderte eine große Tradition – und in der Gegenwart wird dieses Urgetreide als eines der hochwertigsten Nahrungsmittel neu entdeckt. Man bereitet Dinkel ähnlich zu wie Reis, kann ihn aber zum Kochen und Backen auch in Form von Mehl verwenden. Ganz besonders schmackhaft und gesund sind Müslis und Breie, die mit grob geschrotetem Dinkel zubereitet werden. Viele Bäckereien bieten heute wieder Brot, Gebäck und Zwieback aus Dinkel an.

Allerdings müssen die Bauern bei diesem Urgetreide – im Gegensatz zu anderen Sorten – in einem eigenen Arbeitsgang erst noch die Spelzen entfernen, bevor man das reine Dinkelkorn erhält. Für diesen zusätzlichen Aufwand werden die Bauern jedoch belohnt: Dinkelspelzen dienen als heilsame, den Schlaf fördernde Füllung für Kissen und Decken.

Eine andere Getreidesorte, die im Mittelalter auf den klösterlichen Äckern angebaut wurde, ist fast völlig in Vergessenheit
geraten: Braunhirse. Sie galt bei den Mönchen als ein wahres
Wundermittel. Aufgrund ihrer geradezu legendären Heilwirkungen wird heute in der Landwirtschaft allmählich wieder mit dem
Anbau von Braunhirse begonnen.

Hirse enthält vor allem Kalzium, Kieselsäure, Zink, Phosphor,
Kalium und Fluor sowie Magnesium (den Universalkatalysator),
ferner Eiweiß, Fett und Kohlehydrate. Ihre gesundheitsfördern-
den Eigenschaften scheinen sogar die von Dinkel noch zu über-
treffen – man scheut sich fast, die von den alten Mönchen ge-
rühmten Heilwirkungen der Hirse alle aufzuzählen. Wer also
(was heute auch viele Heilpraktiker empfehlen) täglich zwei bis
vier gehäufte Teelöffel Mehl von ungeschälter und ungekochter
Hirse seinen Speisen oder Getränken beimengt, kann Besserung
erwarten bei chronischer Müdigkeit, Schwindel und Ohrensau-
sen, bei Bluthochdruck, Krampfadern und Schlaflosigkeit, bei
Bindegewebsschwäche und Problemen mit Knochen und Gelen-
ken. Die in der Hirse enthaltene Kieselsäure stärkt Knochen,
Knorpel, Haut und Gewebe, fördert die Bildung von Hormonen,
trägt zur Regulierung des Wasserhaushaltes bei und unterstützt
den Stoffwechsel. So eignet sich Hirse auch besonders für stil-
lende Mütter und zur besseren Heilung von Knochenbrüchen.
Durch das in Hirse enthaltene Silizium können auch Besserun-
gen bei Asthmatikern, Rheumatikern und Arthrose-Patienten
eintreten.

Braune Rohhirse bildet Basen und beugt so einer Übersäue-
rung und Entmineralisierung im Körper vor, die für viele Krankheiten verantwortlich ist – von Schlaganfällen bis zum Herzinfarkt, von Erkrankungen an Nieren, Galle und Leber über
Magen- und Darmleiden bis zu Sodbrennen.

6. Essen und Trinken

Wenn von Klöstern und vom Essen die Rede ist, vermuten die meisten, dass Mönche und Nonnen sehr karg essen oder ständig fasten müssen. Solche Vorstellungen sind aber zumindest den Benediktinern fremd.

Klöster sind seit jeher Zentren des vernünftigen Kochens, der Esskultur und des Anbaus gesunder »Lebens-Mittel«. So pflegten die Klöster schon immer das rechte Maß zwischen den üppigen Fressgelagen an den Adelshöfen und der schmalen Küche der Armen.

Der heilige Benedikt entwickelte Essen und Trinken zu einer Kultur, weil er erkannt hatte, dass damit ein Grundbedürfnis der Menschen befriedigt wird: nicht Hunger und Durst zu leiden. Essen und Trinken verkommen jedoch oft zu reinen Sättigungen, bei denen dem Körper fast gedankenlos Kalorien zugeführt werden. Dabei wird vergessen, dass die Nahrung – im besten Sinn des Wortes – aus »Lebens-Mitteln« bestehen sollte.

Die Seele braucht einen Körper, in dem sie gerne wohnt, sagt die heilige Teresa von Avila. Deshalb ist die Nahrungsaufnahme nicht nur ein biologischer, sondern auch ein spiritueller Vorgang. In der Mönchstradition gleicht das Essen und Trinken einem Ritual. Dazu gehören die gesamte Vorbereitung des Mahls, auch die innere Einstellung desjenigen, der die Zutaten auswählt und kocht – und natürlich der Ablauf bei Tisch.

Von der rechten Einstellung

Für die Mönche war immer klar, dass Essen und Trinken, Verdauen und Ausscheiden nicht nur körperliche Vorgänge, sondern auch für die Seele und den Geist wichtig sind. Es gibt zwar keine für alle Menschen verbindlichen Speisepläne oder Essenszeiten – dazu sind die Gewohnheiten in den verschiedenen Ländern und Klimazonen zu unterschiedlich –, aber die Grundregel gilt überall: die Einhaltung des rechten Maßes. Also nicht sich voll stopfen und danach eine Hungerdiät machen, sondern die Einstellung zum Essen und Trinken und den Gesamtrhythmus dauerhaft umstellen: darum geht es.

Eine sinnvolle Ernährung tut dem Menschen in allen Phasen gut: Sie macht schon Freude bei der Auswahl der Zutaten, schmeckt auf dem Teller und lässt sich vom Körper gut verarbeiten. Und wenn der Teller leer ist, ist das Essen noch nicht beendet. Denn jetzt beginnt das Verdauen, und erst das Ausscheiden schließt den Vorgang der Ernährung ab. Wer bewusst auf seinen Essensrhythmus achtet, wird aufgrund seiner eigenen Erfahrung bald wissen, was seinem Körper und seiner Seele gut tut.

Das könnte bedeuten: Wähle mit Bedacht nur Dinge aus, die du daheim auch liebevoll zubereiten kannst. Auch wenn Nahrungsmittelskandale immer wieder für Verunsicherung gesorgt haben – jeder kann seine Speisezutaten so zusammenstellen, dass Kochen und Essen Freude machen. Essen und Trinken sollen gut schmecken – und bekömmlich sein. Nicht alles, was schmeckt, wird auch problemlos verdaut, sondern liegt oft wie ein Stein im Magen oder Darm.

Und überhaupt: Fastfood, in der Mikrowelle aufgewärmte Tiefkühlkost, zu Tode konserviertes Dosengemüse, mit Antibiotika aufgezüchtete Fische, im Pestizid-Sprühregen gewachsene Früchte, mit Aromastoffen geimpfte Säfte – ist es ein Wunder, dass den Menschen die natürlichen Abwehrkräfte fehlen, um sich eine Erkältung, die Allergie, den Bluthochdruck oder Magen- und Darmerkrankungen vom Leib zu halten? Deshalb ist es wichtig, dass man seine Speisen vorher sorgsam auswählt – das Einkaufen sollte ein sehr bewusster Vorgang sein. Warum greift der Hotelgast am reichhaltigen Frühstücks-Büffet nicht zu einer der zehn in Miniportionen abgepackten Marmeladen, sondern fast immer zu dem offenen Topf, in dem eine hausgemachte Pflaumenmarmelade angeboten wird? Wer je in großen Markthallen die frischen Fische, die bunten Früchte und duftenden Gewürze gesehen hat, weiß, wie ärmlich sich dagegen im Kühlfach der

Supermärkte die vakuumverpackten Wurstscheiben, die Konservendosen und das eingeschweißte Brot ausnehmen. Ist das noch Lebensenergie oder sind es bloß abgepackte Kalorien?

Zu einer Mahlzeit gehört Zeit. Die Auswahl der Zutaten, die Vorbereitung, das Kochen, das Decken des Tisches, das Servieren, dann das Essen und Trinken, die Gespräche am Tisch, auch das Abservieren und Saubermachen – Zeitnot und Stress zerstören den Rhythmus, der eine Mahlzeit bestimmt.

In Familien kann nicht jeder seinen eigenen Speiseplan oder seine individuellen Essenszeiten durchsetzen, sondern muss seine Wünsche mit den anderen abstimmen. Sinnvoll ist, dass man sich auf feste Zeiten einigt: Es hat sich erwiesen, dass der Mensch morgens eine Mahlzeit braucht, eine zur Mittagsstunde und eine abends, aber nicht zu spät. Dieser Rhythmus ist keine modische Erfindung, sondern beruht auf alter Erfahrung. Leider wird vor allem beim Frühstück gesündigt: ein schneller Kaffee, hastig hinuntergeschlungene Happen, dann eilen die Spätaufsteher zur Arbeit. Und weil sie dort zur Mittagsstunde nur ein dürftiges Kantinenessen bekommen oder sich mit einem Fastfood-Snack »abspeisen«, wird das Abendessen oft spät (und zu üppig) eingenommen. Jeder sollte sich fragen: Besteht meine Nahrung wirklich aus »Lebens-Mitteln« oder nehme ich nur Kalorien und Vitamine zu mir? Und tut mir mein Essensrhythmus gut?

Ob allein oder in Gemeinschaft, das Essen soll man sehr bewusst genießen. Mit all seinen Sinnen kann der Mensch die verschiedenfarbigen Speisen auf seinem Teller sehen, sie mit der Nase riechen, im Mund schmecken, bedächtig kauen. Das ist kein Luxus, sondern Lebensqualität. Dazu gehört auch, dass man beim Essen nicht gleichzeitig noch etwas anderes tut: in der Zeitung lesen, Radio hören, Fernsehen oder an Probleme denken. Wer isst, sollte bei sich selber sein – und sich nicht mit Dingen beschäftigen, die das Essen beeinträchtigen. Nach den alten Klosterregeln soll während der Mahlzeit geschwiegen und aus einem Buch vorgelesen werden. Mönche nehmen also während des

Essens auch noch geistige Nahrung zu sich. So werden Körper und Geist gleichermaßen versorgt.

Vom Zusammenhang des Leibes und der Seele

Der Mensch, sagt Benedikt, soll das essen, was ihm gut bekommt. Er legt also den Mönchen keine unnötige Kasteiung auf, sondern ermuntert sie eher zum guten und gesunden Essen. Allerdings weist er auch bei Lebensmitteln auf den Grundsatz des rechten Maßes hin: Unmäßigkeit schadet Leib und Seele – sogar Heilsames wirkt dann zerstörerisch. Das gute Maß verhindert, dass Essen und Trinken in Völlerei und Trunkenheit ausarten.

Freilich gibt es keine allgemeine Regel dafür, was das rechte Maß ist. Auch der heilige Benedikt äußert sich dazu sehr vorsichtig, weil es von der jeweils persönlichen Situation abhängt: Wenn es heiß ist, muss man mehr Flüssigkeit zu sich nehmen als an kühlen Tagen, bei schwerer Arbeit braucht der Körper mehr Fett als sonst, bei einer bestimmten Krankheit tut ihm eine fettarme Diät gut, und auch regionale und klimatische Verhältnisse führen zu unterschiedlichem Essverhalten. Schließlich brauchen Kinder andere Nahrungsmittel als alte Menschen oder Kranke.

Wenn jedoch ein Patient vom Arzt eine Diät verordnet bekommt, die ihm nicht schmeckt und die er innerlich sogar ablehnt, dann ist die Frage berechtigt: Kann so eine »Kur« überhaupt heilsam wirken? Und wer je im Krankenhaus war und die magere, für Auge, Gaumen und Magen eher abschreckende Kost – oft aus Kühl- und Wärmeboxen serviert – kennen gelernt hat, wird kaum auf die Idee gekommen sein, er habe soeben »Lebens-Mittel« genossen, die seinem Genesungsprozess gut tun. Dass der eine oder andere Kranke nicht alles essen darf, versteht sich von selber, aber ganze Hundertschaften derart einfallslos abzuspeisen, kann selbst mit den bei einer Gemeinschaftsverpflegung notwendigen rationellen Abläufen nicht glaubhaft begründet werden. Essen und Trinken in Kliniken sind ein Indiz dafür, dass die moderne Medizin eine richtige Ernährung als unterstützende Heilfaktoren offenbar noch nicht erkannt hat.

Problematisch ist jedenfalls (auch nach den Erfahrungen der alten Mönche) all das, was der Mensch zu seinem Wohlbefinden nicht braucht – und was trotzdem heute viele in sich hineinstopfen: Chips und Snacks, Schokoriegel und Hamburger, Fertigpizza, Softeis und Salzstangen, alles meist überflüssige Zwischenmahlzeiten. Viele Eltern tragen auch eine Mitschuld, wenn ihre Kinder aufgehen wie Hefeteig – die übergewichtigen Körper besitzen nur wenig Lebensenergie. Es gibt sicher einen Zusammenhang zwischen der falschen Ernährung der Kinder und der Aggressivität, der Langeweile und der Lethargie, die bei jungen Leuten zunehmend herrscht. Nachmittage und Abende vor dem Fernseher, vorn amerikanische Krimis, links die Erdnüsse, rechts die gesüßte Limonade oder bei Erwachsenen das Bier – so können sich kaum gesunde Menschen entwickeln. Karies, Störungen des Schlafes und der Verdauung, Allergien und viele andere Zivilisationskrankheiten sind der Preis für den Verzicht auf wirkliche »Lebens-Mittel«.

Die Klöster waren immer auch gute Beispiele dafür, wie man beim Essen und Trinken im Rhythmus der Jahreszeiten lebt. Es kam das auf den Tisch, was in der Natur gerade reif war. Das sorgt nicht nur für frische Lebens-Mittel, sondern vermittelt auch ein Bewusstsein für das Wachsen und Vergehen im Jahreskreis. Erdbeeren und Tomaten im Winter, Papayas unterm Weihnachtsbaum, Forellen im Hochsommer, frische Pilze im Februar – all das entspricht sicher nicht dem Rhythmus der Natur. Wer jedoch seine Ernährung so weit wie möglich diesem Rhythmus angleicht, wird auf die Dauer viel bewusster leben können, als wenn er die Nahrungsmittel unbedacht auswählt.

Auch zu den Essenszeiten sagt Benedikt etwas, das uns heute gut täte: Das Abendessen soll möglichst noch bei Tageslicht eingenommen werden. So liegt einige Zeit zwischen Essen und Schlafen – man legt sich nicht mit vollem Magen ins Bett.

Außerdem empfiehl Benedikt, das Fleisch vierfüßiger Tiere zu meiden. Nun mag dieser Rat damit zu tun haben, dass vor 1500 Jahren das Fleisch von Rindern, Kälbern und Schweinen ohnehin selten gegessen wurde, weil es für einfache Leute zu teuer war. Aber der Verzicht auf zu viel Fleisch macht auch heute Sinn, weil die übermäßige Zufuhr von Eiweiß und Fett aus Fleisch und Wurst für bewegungsarme Menschen schädlich ist.

Auch was das Trinken betrifft, gibt der heilige Benedikt in seiner Regel kluge Hinweise. So sagt er: »... glauben wir mit Rücksicht auf die Unzulänglichkeit der Schwachen, dass eine Hemina Wein (etwa ein Viertelliter) für jeden täglich reichen sollte. Sollten jedoch die Ortsverhältnisse, Arbeit oder Sommerhitze mehr erfordern, so ist das dem Ermessen des Oberen überlassen; doch muss er immer darauf achten, dass nicht Übersättigung oder Trunkenheit aufkommt. Zwar lesen wir, der Wein sei überhaupt nichts für Mönche; da man aber die Mönche unserer Zeit nicht davon überzeugen kann, sollten wir uns wenigstens dazu verstehen, nicht im Übermaß zu trinken, sondern weniger; denn der Wein bringt sogar die Weisen zum Abfall.«

Eigentlich, so sagt Benedikt, haben die Mönche den asketischen Grundsatz, keinen Alkohol zu trinken. Aber mit Blick auf die Realität des Lebens forderte Benedikt schon damals keinen eisernen Verzicht auf den Wein, sondern erlaubte als »Lebens-Mittel« die eine oder andere Hemina Wein. Für unsere Zeit lässt sich daraus ableiten, dass man die Lebenswirklichkeit berücksichtigen muss: An den oft zweifelhaften Angeboten für Essen und Trinken kommt man zwar nicht vorbei, aber jeder kann sich sehr bewusst aus dem Vorhandenen auswählen, was ihm gut tut.

Zusammengefasst: Die Qualität unseres Lebens muss sich verbessern, auch durch vernünftiges, kreatives Essen und Trinken. Das ist die beste Vorsorge, um die Gesundheit zu erhalten oder Krankheiten wieder zu heilen. Die Qualität der Nahrung ist dabei aber nur die eine Seite der Medaille. Auch Schokolade aus dem Bio-Laden tut niemandem gut, wenn er sie in großen Mengen gierig in sich hineinschlingt. Es ist also wichtig, darauf zu achten, wie man isst und was man bei Tisch tut. Bedächtiges Kauen, Dankbarkeit für all das, was auf dem Teller liegt – das Essen sollte zu einem bewussten Erlebnis werden, selbst wenn man allein am Tisch sitzt. In den Klöstern gibt es während des Essens Lesungen, zu Hause kann man zum Beispiel gute Musik hören, aber auch ruhige Gespräche bei Tisch sind etwas Gutes.

Was in Klöstern zu allen Zeiten selbstverständlich gewesen ist, sollte auch in der Familie oder mit Freunden wieder guter Brauch werden: das Tischgebet. Jeder Gedanke, jedes gesprochene Wort besitzt Kraft, die sich auch auf die Speisen und Getränke überträgt – und auf die Menschen, die am Tisch sitzen. Deshalb ist es sinnvoll, ein Tischgebet zu sprechen und vor dem Essen die Speisen und Getränke zu segnen – und damit zu verwandeln.

Dass Essen und Trinken auch eine spirituelle Dimension haben, hat Benedikt also bereits vor 1500 Jahren erkannt. Mehr noch: Er wusste ebenfalls (was auch die moderne Medizin wieder erkennt), dass man mit einem ausgewogenen Essensrhythmus sogar seelische Leiden heilen kann. Denn zwischen den Essgewohnheiten und dem Gemüt des Menschen gibt es enge Zusammenhänge. Viele stopfen sich nicht nur mit Speisen und Getränken voll, sondern fressen (wie man treffend sagt) auch ihre Emotionen in sich hinein: Zorn und Neid, Habsucht und Trauer, Geiz und Eifersucht, Hass und Wut. Diese Gefühle bleiben, wenn man sie nicht aufarbeitet, »unverdaut« in der Seele liegen – und werden zu Krankheiten. Der Volksmund drückt solche Vorgänge in seiner eigenen Sprache aus: Ärger geht an die Nieren oder schlägt auf den Magen, jemand hat Wut im Bauch – und »wie der Mensch isst, so ist er«. Natürlich kann niemand vermeiden, dass in ihm negative Gefühle aufsteigen – gefährlich ist es nur, wenn man diese Gemütszustände nicht beachtet. Es ist eine alte spirituelle Erfahrung der Mönche und Nonnen: Ein sinnvoller Essensrhythmus, zu dem auch Fasten gehört, ist ein wirksames Heilmittel gegen seelische Leiden.

Benedikt und Hildegard von Bingen empfehlen daher, zu einem ausgewogenen Essensrhythmus zurückzukehren, wenn die Gesundheit von Leib und Seele gestört ist. Ihnen geht es dabei vor allem um das richtige Maß: nicht zu viel und nicht zu wenig soll der Mensch zu sich nehmen. Und auch hier sollte man immer vor Augen haben: Leib und Seele gehören zusammen.

Vom Fasten der Mönche

In fast allen Religionen und bei den meisten Naturvölkern findet man eine jährlich wiederkehrende Fastenzeit, weil sie offenbar den Menschen gut tut. Denn Fasten bringt nicht nur dem Körper eine Gewichtsreduktion, sondern dient dem geistig-seelischen Wohlbefinden des ganzen Menschen. Wer nur fastet, um abzunehmen, hat den Sinn des Fastens verfehlt. Diese Erkenntnis setzt sich auch unter Ernährungsfachleuten immer mehr durch, weil man erkannt hat, dass Radikalkuren nichts nützen.

Das Fasten, das die klösterliche Tradition kennt, hat ein spirituelles Ziel: Es will den ganzen Menschen erfassen, nämlich den Körper, die Seele und den Geist. Beim Fasten soll der Mensch regeneriert werden, indem er die Erfahrung von Tod und Auferstehung macht.

Der heilige Benedikt will, dass seine Mönche diese Grundhaltung nicht nur in der Fastenzeit haben, sondern während des gesamten Lebens. Aber er weiß andererseits natürlich, dass kein Mensch in der Lage ist, dauerhaft aufs Essen zu verzichten. Die klösterliche Tradition kennt mehrere Formen des Fastens, um Leib und Seele gesund zu erhalten.

Da gibt es das tägliche Fasten – moderne Ernährungswissenschaftler propagieren es als »dinner cancelling«. Es bedeutet, dass man während eines 24-Stunden-Tages zwölf Stunden lang kein Essen zu sich nimmt, damit der Körper nicht dauernd belastet wird. In der Praxis erscheint es sinnvoll, das Abendessen ausfallen zu lassen (daher »dinner cancelling«) und statt einer späten Mahlzeit nur ungezuckerten Tee zu trinken. Dann fällt der zwölfstündige Essensverzicht in die Schlafphase – und mit dem morgendlichen Frühstück ist die »Fastennacht« beendet. (Besonders gesund ist es übrigens, wenn man sich vor der nächsten Mahlzeit bewegt.)

Eine zweite Methode, die Benedikt empfiehlt, ist das »Wochenfasten«. Es besteht darin, an zwei Tagen in der Woche weniger zu essen. Diese zwei Tage können frei gewählt werden – Benedikt nimmt den Mittwoch und den Freitag. An diesen so genannten Regular-Fasttagen muss der Mensch nicht strikt fasten, sondern sein Essen nur reduzieren. In den Klöstern gab es täglich zwei große Mahlzeiten – und am Fasttag wurde eine gestrichen. Vielleicht ist es in der heutigen Zeit einfacher und bequemer, an einem solchen Tag insgesamt nur die Hälfte zu essen.

Die dritte Form des Fastens kennt fast jeder: Es ist die klassische Fastenzeit vom Aschermittwoch bis Ostern. In diesen vierzig Tagen geht es wieder nicht darum, ganz aufs Essen zu verzichten, sondern es nur bewusst zu reduzieren. Wörtlich heißt es dazu in der Ordensregel der Benediktiner: »Der Mönch entziehe seinem Leib etwas an Essen, Trinken, Schlafen, Reden, Scherzen und harre in Freude und Sehnsucht des Geistes dem heiligen Osterfest entgegen.« Es geht um die Revitalisierung von Körper und Seele, um das Bewusstwerden des eigenen Lebens. Jeder soll also über das normale Maß hinaus sich in seinem Leben zurücknehmen, dann wird er – auch im Verzicht – Freude verspüren. So setzt sich bei uns immer häufiger auch eine Form des Fastens durch, bei der man zwischen Aschermittwoch und Ostern zum Beispiel auf Fleisch und Alkohol verzichtet, ansonsten aber ganz normal isst und trinkt.

Die Mönche haben während der großen Fastenzeit nur einmal am Tag gegessen. Abends nahmen sie noch eine kleine Stärkung zu sich, zum Beispiel ein Stück Brot und ein Getränk. So war also Fasten keine strikte Hungerkur, sondern eine reduzierte Ernährung. Und damit sich ein Mönch beim Fasten nicht übernahm, legte Benedikt ihm nahe, darüber mit seinem Abt zu sprechen. Er wollte also Übertreibungen oder Exzesse vermeiden. Für uns heute lässt sich daraus ableiten, dass man für die Fastenzeit einen kompetenten Begleiter – einen Seelsorger, einen klugen Freund, einen Fastenberater – braucht, auf dessen Rat man hört.

Während des langen Fastens sollen sich, so Benedikt, die Mönche ein Buch aus der Bibliothek holen und darin lesen. Er rät also dem, der fastet, sich während dieser Zeit geistlich zu betätigen. Auch heute ist es sinnvoll, während des Fastens – egal, welcher Methode man sich bedient – »geistige Nahrung« aufzunehmen. Mehr noch: Ohne geistliche Beschäftigung können viele das Fasten gar nicht aushalten.

Die heilige Hildegard von Bingen sagt, dass richtiges Fasten ein Heilmittel bei fast allen körperlichen und seelischen Leiden sei – nur eine Krankheit wird nicht geheilt, sondern verstärkt: der Stolz. Deshalb ist es wichtig, Fasten nicht als eine persönliche Leistung, als eigenen Kraftakt zu sehen, sondern als ein Geschenk. Wenn der Fastende das nicht erkennt, kann er sich durch sein Fasten genauso aufblähen wie durch Völlerei – und dann wird Fasten zum Unfug.

Die 40-tägige Fastenzeit ist für viele eine Chance, einmal sehr bewusst auf das eigene Leben Acht zu geben. Das gelingt noch besser, wenn man nicht allein fastet, sondern in einer Gemeinschaft. In der Gruppe ist es leichter, die eigenen »Nachlässigkeiten« zu erkennen und zu beseitigen, indem man gemeinsam über sein Leben redet. Benedikt spricht in seiner Regel vom »Gebet unter Tränen« und dem »Angerührtsein des Herzens« – und meint damit, dass der Mensch beim Fasten einen Prozess durchmacht, der ihn innerlich berührt und manche Probleme und Fehler, manchmal sogar unter Tränen, »auflöst«. Denn Veränderungen im Leben sind nur dann möglich, wenn wir an Leib und Seele, in unserem innersten Herzen betroffen sind.

7. Große spirituelle Erfahrungen

Eine spirituelle Erfahrung macht der Mensch, wenn er die drei Aspekte seines Lebens miteinander in Beziehung bringt, die wesentlich zu ihm gehören: den körperlich-psychischen, den sozialen und den religiösen. Diese Verknüpfung und Vereinigung der Ebenen beschränkt sich keineswegs auf »offensichtlich« religiöse Handlungen. Wenn sie gelingt, wird vielmehr das ganz alltägliche Leben zur spirituellen Erfahrung. Das bedeutet: Jeder Gefühlsausbruch, die Blinddarmentzündung, der Ehekrach, das Erleben von Angst – solche Situationen darf man nicht isoliert betrachten, sondern stets im großen Zusammenhang aller Ebenen des menschlichen Lebens. Deshalb ist es wichtig, dass alle drei Ebenen im Menschen auch wirklich bewusst wahrgenommen werden, sonst wird ein wichtiger Erfahrungsbereich ausgeblendet.

Das größte Defizit des heutigen Menschen ist vermutlich, dass er keine religiösen Bezüge mehr hat und seine Seele nicht mehr zu seinen Leiberfahrungen in Beziehung setzen kann. Von einem Biotop in der Natur weiß man, dass die einzelnen Organismen nur dann zur Entfaltung kommen, wenn alle ständig miteinander in Beziehung stehen – fehlt eines oder fehlen mehrere, ist die ganze Existenz des Biotops gefährdet, oder eine Spezies gewinnt die Oberhand. Ebenso kann sich ein Mensch, bei dem die religiöse Ebene ausgeklammert ist, nicht voll entwickeln, weil sich dann seine Erfahrungen nur auf zwei Ebenen beschränken. Das gilt auch für Krankheiten. Wenn körperliches Leid nur auf der Körperebene behandelt wird, sind die Heilungsaussichten geringer, weil die Ursachen auf anderen Ebenen liegen können. Die religiöse Dimension wird in der Gegenwart jedoch kaum noch beachtet – mit verhängnisvollen Folgen für unser gesamtes Leben und für unsere Gesundheit.

Solange es einem gut geht, denkt man über solche Dinge wenig nach. Wie auf einer breiten Straße zwischen den Leitplanken rollt das Leben dahin. Und wenn etwas ins Stocken kommt, wenn Schmerzen auftreten, wenn die Beziehungen nicht mehr stimmen, dann versucht man erst einmal, die Probleme mit den bewährten Methoden zu lösen: Man geht zum Arzt, redet mit der Bank, wechselt die Firma. Aber irgendwann stoßen diese an sich durchaus rationalen Lösungsansätze an ihre Grenze: Das spätestens ist der Zeitpunkt, um (ohne die bisherigen Bemühungen zu vernachlässigen) eine neue, die religiöse Dimension einzubeziehen.

Die Menschen in unserer Gesellschaft haben wenig Möglichkeiten zu lernen, wie man mit solchen Erfahrungen umgeht. In der Regel glauben sie, dass sich im Leben alle Störungen vermeiden oder beheben lassen. Das ist falsch: Es gibt Schmerzen, Krankheiten und Verluste, die nicht mehr beseitigt werden können, mit denen man leben muss. Und es gibt Konflikte, die man nicht lösen kann, es gibt unwiederbringliche Verluste, es gibt den Tod.

Insbesondere dann stößt der Mensch an seine Grenzen, wenn er die Erfahrung von Schmerz, Verlust und Tod macht. Jetzt erlebt er, dass seine scheinbar abgesicherte Existenz gefährdet ist und dass er seine Sicherheit nicht über äußere, materielle Dinge bewahren oder zurückgewinnen kann. Die beste Krankenversicherung ist keine Garantie für die Wiedererlangung der Gesundheit, die schärfste Lebensmittelkontrolle kann Vergiftungen nicht ausschließen, und auch die Feuerwehr kann nicht unbedingt verhindern, dass das Haus abbrennt. Es gibt in der physischen Welt keine absolute Sicherheit. Allein diese Erkenntnis versetzt viele Menschen in Angst und Schrecken.

Das Auftauchen von Konflikten und Krisen fordert einen weiteren Reifungsschritt: Habe ich gelernt, Krisen so zu meistern, dass ich im Leben bestehen kann? Viele wissen auf die alten und neuen Fragen keine Antwort – gemeint ist damit nicht die vielleicht schlaue, verbale Antwort, sondern etwas viel Tieferes: Habe ich im Laufe der Jahre eine Lebenshaltung entwickelt, die mich befähigt, Krisen zu bewältigen und mich mit Konflikten auseinander zu setzen? Kann ich darin vielleicht sogar einen Sinn erkennen?

Ernüchternd ist es auch, wenn man plötzlich feststellt, dass man nicht so bequem und schmerzfrei weiterleben kann wie bisher. Mit zunehmendem Alter funktioniert der Körper nicht mehr wie früher, das innere und äußere Wohlbefinden nimmt ab – eine Erfahrung, die aufs Höchste beunruhigen kann.

Und ein Drittes kann hinzukommen, wenn man älter wird: Man wird nicht mehr so anerkannt, wie man es bisher gewohnt war. Das ist eine Erfahrung, die viele Menschen im Laufe des langen Lebens machen: Wenn eine Ehefrau verlassen wird, weil der Mann sich eine Jüngere gesucht hat, wenn jemand seinen Arbeitsplatz verliert, wenn der Vater feststellt, dass sein Rat bei den Kindern nicht mehr gefragt ist, wenn der pensionierte Ex-Chef keine Einladungen mehr zu wichtigen Ereignissen erhält, weil sein gesellschaftliches Ansehen offenbar gesunken ist.

In solchen Erfahrungen erlebt ein Mensch seine Grenzen. Jetzt wird ihm bewusst, dass Glück und Erfolg auf Erden nicht wirklich von Dauer sind. Diese Einsicht kann aber auch den Weg zu neuen, anderen Erfahrungen ebnen, die losgelöst sind von der äußeren Welt. Dabei spielt der Umgang mit Schmerz, Verlust und Tod eine entscheidende Rolle. Hier geht es um die Frage, was ein Mensch aus seinem Leben macht und ob sein Leben letztlich gelingt.

Von der Verwandlung des Schmerzes

Der Schmerz als Signal

Üblicherweise geht jemand, der körperliche oder seelische Schmerzen hat, zum Arzt oder zum Psychotherapeuten – in der Hoffnung, dass ihm geholfen wird und dass sein Schmerz wieder verschwindet. Aber damit ist das Problem nicht unbedingt gelöst, weil nämlich die tiefere Ursache nicht behandelt wird.

Schmerz kann zwei Ursachen haben: entweder ein zu großer oder ein zu geringer »Druck« von außen. Wenn man sich schneidet, sich das Bein bricht, eine Nierenkolik erleidet, wenn ein nahe stehender Mensch stirbt, wenn man den Arbeitsplatz verliert oder mit seinem Unternehmen in Konkurs geht – die intensive Erfahrung von Grenzen erzeugt Druck und Schmerzen. Andererseits leidet auch jemand, der gar keine Grenzen mehr spürt: Eine Beziehungslosigkeit, die scheinbar Freiheit bringt, aber in Wahrheit in die Isolation treibt, erlebt jeder als schmerzvoll.

Schmerz muss nicht immer negativ sein, so paradox das auch klingen mag: Wer Schmerz verspürt, ist jedenfalls noch am Leben. Allerdings kommt man selten auf die Idee, dass man selbst an der Ursache dieses Schmerzes beteiligt ist. Dabei ist der Schmerz »lediglich« das Symptom für einen seelischen oder körperlichen Zustand, der nicht ausgewogen, sondern gestört ist. Insofern zeigt der Schmerz dem Betroffenen an, dass er bei sich etwas verändern muss, damit die Balance, das rechte Maß, in seinem Leben wieder hergestellt wird. Deshalb ist es falsch, nur den Schmerz zu beseitigen, ohne gleichzeitig daraus auch Konsequenzen für das Leben zu ziehen.

Diese Wächterfunktion des Schmerzes wird heute oft wenig beachtet. Vor allem in der Kindererziehung wird dieser Fehler gemacht, weil die Eltern ihren Kindern durch eine übermäßige Vorsorge jeden Konflikt, jede Krise, jeden Schmerz ersparen wollen. Aber wer von den Kindern alle Konflikte, alle Schmerzen und damit auch die Auseinandersetzungen mit dem Leben fernhalten will, darf sich nicht wundern, wenn die Sprösslinge ihre fehlenden Lebenserfahrungen später auf problematischen Feldern nachholen – vielleicht bei Drogen und in Schlägereien, im Egoismus und in selbstzerstörenden Beziehungen.

Schmerz entsteht auch, wenn emotionale und geistige Schwingungen zwischen den Menschen nicht mehr harmonisch sind. Solche Störungen können genauso zu Verletzungen führen wie der Schnitt mit dem Messer.

Das Verdrängen von Schmerzen löst diese nicht auf, sondern verschiebt sie nur. Wer in seinem Leben eine Leiderfahrung gemacht hat und sie ins Unterbewusstsein abdrängt, ohne sie zu verarbeiten, muss damit rechnen, dass dieser Schmerz eines Tages wieder auftaucht oder sich in eine Krankheit umwandelt.

Verdrängte Schmerzen sitzen meist tief und sind kaum zu spüren, aber sie sind da. Umso wichtiger ist es, sie zu beachten – und nach ihrer Ursache zu suchen. Viele scheuen diese Auseinandersetzung.

Ohne die Erfahrung von Leid und Schmerz kann der Mensch nicht reif werden. Deshalb muss sich unsere Einstellung zum Schmerz grundsätzlich ändern. Das Leben in einer schein-heiligen Welt klammert den Schmerz aus – er passt nicht zur Spaßgesellschaft. Es geht dabei natürlich nicht darum, eine masochistische Sehnsucht nach Schmerz zu erzeugen oder ihn zu glorifizieren, sondern darum, ihn als Bestandteil des Lebens zu akzeptieren, ihn sogar als Signalgeber für innere Störungen dankbar zu beachten. Menschen, die keine Schmerzen mehr – körperliche oder seelische – empfinden können, sind am meisten gefährdet, weil auch bei einer Krankheit die natürlichen Warnzeichen fehlen. Sie sind dann möglicherweise schmerzfrei, aber nicht gesund.

Es gibt vier »Urwunden«, die häufig die tiefere Ursache sind, wenn bei einem Menschen Schmerzen auftreten. Sie sollen in diesem Kapitel wenigstens skizzenhaft angedeutet werden.

Die Mutterwunde

Während der Schwangerschaft lebt der ungeborene Mensch in einem Urzustand der Symbiose und Geborgenheit im Mutterleib. Nur in bestimmten Ausnahmefällen spürt er Schmerzen. Mit der Geburt und seinem Eintritt ins äußere Leben erfährt das Kind einen Trennungsschock – diese »Mutterwunde« ist der erste tiefe Schmerz. Wird sie nicht bewusst bearbeitet oder gar verdrängt, entstehen andere Formen des Schmerzes: Einsamkeit, Verlassenheit, Ungeborgensein. Aber andererseits kann niemand ohne diese Erfahrung ins Leben kommen. Menschen, die diese Mutterwunde ein Leben lang spüren, machen schmerzvolle Erfahrungen von Gefühlskälte oder fühlen sich bedroht – sie sind ewig auf der Suche nach mütterlicher Geborgenheit, scheuen

Auseinandersetzungen, sie suchen oft in jeder Frau die Mutter, gehen immer wieder neue Beziehungen ein, die nicht gelingen, und leben ständig in der Angst vor Trennungen. Gewissermaßen krampfhaft wollen sie jenen Urzustand des Glücks wiederfinden, den sie im Mutterleib empfunden haben.

Deshalb ist für diese Menschen der Aufbau von Beziehungen zu sich selbst und zu anderen wichtig, die ihnen eine echte Geborgenheit geben, die sie schützen und stützen – aber nicht im Sinne von Mutterersatz, sondern auf erwachsene Weise, also so, dass die Eigenständigkeit nicht als Verlassensein empfunden wird.

Die monastische Tradition will die Mutterwunde durch ein Leben in der Gemeinschaft heilen. Dieses Prinzip gilt nicht nur innerhalb der Klostermauern, sondern auch im Leben draußen: Heilung durch das bewusste Miteinander-Leben mit anderen Menschen, die Liebe und Geborgenheit geben, die den anderen um seiner selbst willen annehmen mit allen Schwächen und Unzulänglichkeiten. Das kann die Zweierbeziehung in der Ehe sein, auch die Familie oder eine Freundschaft. In der höchsten Form ist es die Beziehung zu Gott – in religiösen Bildern und Erzählungen wird diese Geborgenheit in Gott immer wieder dargestellt. Die Sehnsucht nach Gott hat ihren Ursprung in der Sehnsucht nach dem Einssein mit sich selbst und mit anderen.

Die Vaterwunde

Viele Kinder wissen es und leiden darunter, dass sie der Vater nicht anerkennt – ihre Schönheit, ihre Intelligenz, ihre Ehrlichkeit und andere gute Eigenschaften, aber auch ihre negativen Seiten und ihre Schwächen. Sie fühlen sich vom Vater nicht bedingungslos angenommen.

Diese enttäuschten Kinder führen als Folge meist ein Leben in Wunschträumen und sind ewig auf der Suche nach der väterlichen Wertschätzung. Sie suchen immer wieder verzweifelt nach Anerkennung – durch den Lehrer, beim Chef, im Verein. Der

Schmerz dieser Vaterwunde äußert sich in Selbstverachtung, weil man sein Selbstwertgefühl verloren hat – man kann eigene Fehler nicht eingestehen, weil man sonst den Respekt und das Wohlwollen der anderen zu verlieren glaubt. Daraus entstehen oft Krankheiten am Rückgrat, auch im Kopfbereich. Für Menschen, die ständig Anerkennung suchen, sind Statussymbole so wichtig, dass ihr Leben häufig zum großen Teil aus Show und Schein besteht. Sie neigen zum Neid, zur Gier. Auch Magersucht oder Fresslust können aus der Vaterwunde resultieren. Autorität in jeder Form wird von ihnen in übertriebener Weise bekämpft. Menschen, die ihre Vaterwunde nicht heilen können, laufen Gefahr, ihr Leben auf die Dauer selber zu zerstören.

Der heilige Benedikt hat in seiner Ordensregel den Abt (abbas = Vater) im Kloster als väterliche Autorität eingesetzt – stellvertretend für Christus. Die Christusbeziehung ist auch außerhalb der Klöster das wirksamste Heilmittel gegen die Vaterwunde, denn Gott gibt jedem Menschen – unabhängig von seiner Leistung – seine Ehre und Würde.

In der Gegenwart suchen die Menschen in einer vaterlosen Gesellschaft nach echten Autoritäten, an denen sie sich orientieren können – in der Politik, in der Wirtschaft, in Kunst und Kultur; nicht selten allerdings vergebens, weil die Männer und Frauen, die als Vorbild in Anspruch genommen werden, diese positive väterliche Anerkennung selber nie erfahren haben.

Die Mann/Frau-Wunde

Der Mensch kommt als männliches oder weibliches Wesen auf die Welt. Die Identität des Menschen hängt also ab von seinem Geschlecht. Aber seine Persönlichkeit kann sich paradoxerweise nur dann voll entfalten, wenn er erkennt, dass er gleichzeitig männliche und weibliche Eigenschaften in sich trägt – und dass er diese beiden Anlagen in sein Leben integrieren muss. Das ist schwierig, weil die Gesellschaft in einem Menschen meist nur entweder das eine oder das andere sieht.

Andererseits ist es entscheidend, dass man – sozusagen gegen den Strich der üblichen Meinungen – die persönliche Erfahrung macht, dass man gerade in seiner Halbheit, in seiner Nicht-Perfektion ein ganzer Mensch ist und als solcher von anderen geliebt und angenommen wird.

Aus dem Leiden an dieser Halbheit entwickelt sich oft eine Lebenslüge – man hält sich für perfekt, man braucht scheinbar niemand anderen zum Leben, kann auf Beziehungen verzichten und muss sich mit niemandem und nichts auseinander setzen. Eine ähnliche Grundhaltung kann sich aber auch darin zeigen, dass man ständig neue Beziehungen zum anderen Geschlecht sucht, von einem Abenteuer ins nächste jagt und die Partner wechselt wie die Hemden – immer auf der Suche nach der perfekten Beziehung. Ob sich Frauen unterwürfig machen und ob Männer zu Machos mutieren, auch davon hängt oft das Gelingen einer dauerhaften Partnerschaft ab.

Menschen, die an der Mann/Frau-Wunde leiden, empfinden ihre Halbheit, ihre Unvollkommenheit als schmerzlich – und sehen nicht die Chancen, die daraus erwachsen.

Die Wunde des Ungeliebten

Menschen, die an der Wunde des Ungeliebten leiden (den Ausdruck hat Peter Schellenbaum geprägt), suchen ihr Leben lang den Glanz in den Augen der Mutter oder des Vaters. Sie wollen Liebe und Anerkennung und glauben, dass sie immer erst etwas leisten müssen, bevor sie geliebt werden. Sie entwickeln sich häufig zu Arbeitstieren. Bei ihnen zählt nur Leistung – die eigene und die fremde. In unserer Spaßgesellschaft leben besonders viele, die unter der Wunde des Ungeliebten leiden. Sie sind ständig aktiv, weil sie sich sonst von den anderen nicht akzeptiert fühlen, und meinen, sie seien von allen verlassen – von ihresgleichen und von Gott. Konsumzwang und die dauernde Bereitschaft, jede Mode mitzumachen, sind oft der äußere Ausdruck dieser verbogenen Lebenswunde. Oft endet das Gefühl, ungeliebt zu sein, im Hass und in der Ablehnung gegenüber allen Vater- oder Mutterfiguren, auch gegenüber Gott. Dem Ungeliebten hilft nur, dass er in seinem Leben die Erfahrung selbstloser Liebe macht – und diese höchste Form kann ihm ein Mensch nur bedingt geben, Gott allein ist dazu in der Lage. Dazu muss man sich auf eine »Erfahrungsreise des Geliebtwerdens« begeben – es gibt kaum etwas Schwierigeres, denn man muss selber zu einem liebenden Menschen werden.

Diese vier Urwunden stehen in enger Beziehung zu Gesundheit und Krankheit. Fast alle Schmerzen, die im menschlichen Leben vorkommen, haben irgendwie mit diesen vier großen Wunden zu tun. Oft lässt sich ein bestimmter Schmerz oder eine Störung aber nicht nur auf eine einzelne dieser tiefen Wurzeln zurückfuhren, sondern deren Einflüsse vermischen sich. Und dann wird es für den Betroffenen noch schwerer, sich zurechtzufinden.

Über den Schmerz hinausgehen

Schmerz kann geheilt werden, aber auch unheilbar sein. Doch selbst wenn körperliche Schmerzen bleiben und ihn sehr belasten, kann der betroffene Mensch sich von der Ursache seines Leidens befreien, indem er sein Leben verändert und sich in neue Erfahrungsräume begibt. Dann hat er den Schmerz verstanden, auch wenn er ihn nachher vielleicht für sein Leben annehmen muss. Es kann aber auch sein, dass eine alte Wunde geheilt werden kann, nachdem sie einmal neu aufgebrochen ist.

Es ist eine spirituelle Erfahrung, dass Schmerz einen Menschen läutern kann – und dass man selbst starke Schmerzen umwandeln kann, um sie erträglich zu machen. Das setzt voraus, dass man seinen Schmerz »opfert« – ihn bewusst aushält und ihm ein neues Ziel und einen neuen Sinn gibt. Dieses »Opfern« bedeutet nicht, dass der Schmerz lethargisch erduldet wird. Es ist auch kein sinnloses Martyrium, sondern ein aktives Schenken, das über den einzelnen Betroffenen selbst und sein begrenztes Schmerzempfinden weit hinausgeht. Wenn eine schwangere Frau sich einen Zahn ziehen lassen muss und dabei auf die Betäubungsspritze verzichtet, um dem Kind unter ihrem Herzen nicht durch die Narkose zu schaden, dann wandelt sie den Schmerz um. Sie hält ihn aus – ihrem Kind zuliebe. So kann das Ertragen von Schmerz zu einem Akt der Solidarität werden. In der Solidarisierung mit anderen, auch mit dem Leid anderer Menschen, wird Schmerz verwandelt, weil er einen Sinn bekommt. »Geteiltes Leid ist halbes Leid«, sagt ein altes Sprichwort. So wächst bei Eltern, die ihr Kind verloren haben und diesen Schmerz gemeinsam erleben, oft ein sehr starkes Gefühl der Solidarität, das – als eine Frucht des Leids – auch die tiefste Trauer und den Verlust ertragen lässt. In diesem Sinne ist der Umgang mit Schmerz nicht ein passives Hinnehmen, sondern wird zu einer höchst aktiven Haltung.

Die christliche Theologie und Mystik gehen sogar noch einen Schritt weiter: Der Mensch kann Schmerz auch auf sich nehmen, ihn für andere übernehmen – wie Christus es getan hat, der für die Menschheit am Kreuz gestorben ist. »Durch seine Wunden sind wir geheilt«, heißt es in der Bibel (Jes 53, 5; vgl. 1 Petr 2, 24). Das bedeutet: Der eine kann geheilt werden, indem ein anderer das Leid auf sich nimmt. Menschen sind untereinander nicht nur verbunden durch Kommunikation oder materielle Güter, sondern auch durch ihr Leid – und in der höchsten Form ist das möglich, wenn ein Mensch den Schmerz des anderen mitübernimmt und mitträgt. Mit dieser Haltung tut er sich trotz der Schmerzen, die er auf sich nimmt, selber etwas Gutes – und er löst den anderen von seinem Leid. Diese Solidarität ist die höchste Form der Schmerzverwandlung, weil sie dem Schmerz einen Sinn gibt. Er ist nicht mehr ein bloßes »Abfallprodukt« des Lebens, sondern ebenso ein Wert wie die Liebe, die Gerechtigkeit und andere Tugenden.

In den Klöstern wurde das Ertragen von Schmerz seit jeher mit bestimmten Grundhaltungen verknüpft. Die Mönche und Nonnen mussten vor allem Geduld erlernen und ihre Wahrnehmung schulen, um mit dem Schmerz sinnvoll umgehen zu können. Das geschah dadurch, dass er sozusagen »aufgebrochen«, also in eine Beziehung hineingestellt wurde – in die Beziehung zu sich selber, zu den Brüdern und Schwestern, zu Christus, der mit seinem Schmerz die Welt erlöst hat. Hinzu kam die Entwicklung der eigenen Zuversicht, dass man den Schmerz auch wirklich verwandeln kann – wenn man sich ihm mit Mut und Tapferkeit stellt. Dazu gehörte auch, dass sich die Mönche keinen Illusionen hingaben, sondern den Schmerz als etwas durchaus Natürliches im Leben anerkannten. Der heilige Benedikt ermahnt die Mönche auch, sie sollten »den drohenden Tod immer vor Augen haben«. Auch der letzte, tiefste Schmerz, den der Mensch in seiner Sterbestunde erleidet und der uns alle solidarisch macht, soll also nicht verdrängt werden.

In alten Klöstern gab es das so genannte Schuld-Kapitel. Dort erhob sich ein einzelner Mönch und bekannte vor den Brüdern seine Schuld und damit den Schmerz, den er sich und anderen durch falsches Verhalten aufgeladen hatte. Die Mitbrüder solidarisierten sich mit ihm durch ihre Anteilnahme – es war ein Heilprozess für den Verletzten und für den schuldigen Mönch, der in seinem Elend, in seiner Sünde und seiner Schwäche vor ihnen stand.

Eine andere Methode war die »Opferung« des Schmerzes. Die Mönche gaben ihren Schmerz für andere hin, um ihnen in einer Notsituation zu helfen. Diese sehr aktive Haltung (von der oben schon einmal die Rede war) war wiederum ein Akt der Solidarisierung mit anderen, die davon meist gar nichts wussten: Hingabe als Form der Schmerzverwandlung. Heute meinen viele Menschen, sie könnten mit einem mehr oder weniger großen Almosen helfen, Schmerzen und Leid zu lindern. Natürlich wird dadurch viel Gutes geleistet. Aber eine tiefere Hilfe wird dann geleistet, wenn man sich mit den anderen Menschen so weit solidarisiert, dass man selber den Schmerz spürt – und ihn mitträgt. Mit-Leidenschaft oder »compassion« wird heute auch von vielen Theologen als moderne Tugend gesehen.

Von diesen monastischen Erkenntnissen können wir in der Gegenwart lernen. Natürlich muss bei starken Schmerzen alles getan werden, um dem Betroffenen zu helfen – nicht zuletzt unter Einsatz wirksamer Medikamente. Das gilt für eine Operation ebenso wie für den Zahnarztbesuch. Das bewusste Ertragen von Schmerz darf auch nicht als Aufforderung zur Selbstzerstörung missverstanden werden. Denn Schmerzen können so heftig sein, dass der Betroffene beim besten Willen nicht in der Lage ist, sie zu verwandeln. Aber die lindernden Arzneien sollen in dem Bewusstsein genommen werden, dass damit die tiefere Ursache der Schmerzen nicht beseitigt ist. Vielleicht sollte man sich beim Umgang mit Schmerzen an die folgende Regel halten: Ein vorübergehender Schmerz, der sich mit Medikamenten stillen lässt, soll tatsächlich auch mit Medikamenten beseitigt werden. Aber Schmerzen, die ständig wiederkommen, die vielleicht schon chronisch sind und durch lindernde Mittel nicht mehr behoben werden können, müssen auf einer anderen Ebene behandelt werden. Das ist nur möglich, wenn man weiß und glaubt, dass Gott in Christus alles Leid und allen Schmerz der Menschen ertragen – und durch die Auferstehung verwandelt hat.

Von der Chance, die in Krisen liegt

Menschen neigen normalerweise dazu, Konflikten und Krisen aus dem Weg zu gehen. Selten erkennen und nutzen sie sie als Weg. Statt solche Ereignisse als etwas ganz Normales im Leben zu akzeptieren, halten sie Konflikte für Unglücke, für Katastrophen. Wenn es tatsächlich im Leben zu einer Krise kommt, stehen die Menschen ihr oft hilflos gegenüber, weil sie nie gelernt haben, wie man damit umgeht. Wer nicht den Weg durch die Krise geht, kann daraus nichts lernen. Denn in Konflikten kann man nur dann gute Erfahrungen machen, wenn man sich ihnen stellt. Dann aber sind Krisen Chancen für das Leben.

Der heilige Benedikt hat seinen Mönchen vor dem Eintritt ins Kloster immer die Frage gestellt, ob sie bereit sind, Schwierigkeiten zu ertragen. Damit meinte er Krisen – im ganz persönlichen Bereich, in den Beziehungen zu den Mitbrüdern, zur Schöpfung, zu Gott. Für manche Mönche war dies sicher eine Ernüchterung, weil sie sich vom klösterlichen Leben vielleicht nur Harmonie und Glück erwartet hatten. Doch das Leben ist voll von Auseinandersetzungen, Kämpfen und Konflikten – innerhalb und außerhalb der Klostermauern. Wer diese Lebensrealität nicht sieht, erliegt Illusionen. Niemand kann dauerhaft allen Schwierigkeiten aus dem Weg gehen. Mit einer Krise ist es wie mit dem Schmerz: Sie ereignet sich nicht nur auf einer einzigen Ebene, sondern hängt mit allen Erfahrungsbereichen des Menschen zusammen: mit dem Körper, mit der Seele, mit dem Geist. Natürlich kann eine Krise vielleicht am Körper sichtbar werden, aber zu ihrer Bewältigung ist es erforderlich, dass auch die Seele und der Geist mit einbezogen werden.

Um einen Konflikt lösen zu können, muss man ihn zuallererst als solchen erkennen und analysieren. Der heilige Benedikt empfiehlt sogar, dem betroffenen Mönch zunächst einmal Schutz – Raum und Zeit – zu geben, bevor irgendetwas unternommen wird. Deshalb wurde im Kloster mit dem Mönch, der einen Fehler begangen hatte und in einem Konflikt lebte, zuerst mehrmals unter vier Augen gesprochen; der Vorgang wurde also nicht gleich »an die große Glocke gehängt«. So blieb die Möglichkeit offen, dass der Konflikt begrenzt blieb. Wenn die Krise auf diese Weise nicht zu lösen war, wurde sie in einem zweiten Schritt in der Gemeinschaft der Mönche offen dargelegt. Jetzt sollten alle Brüder mithelfen, eine Lösung zu finden. Es ging dabei aber nicht darum, dem Mönch noch mehr Schmerz zuzufügen, sondern zu heilen und zu helfen.

Welche Maßnahmen geeignet sind, hängt vom Einzelfall ab: Es können Ermahnungen sein, Hinweise, Ratschläge, das Aufzeigen von Konsequenzen, die Auseinandersetzung mit dem Betroffenen – es gibt eine Reihe von Möglichkeiten, um einen

Konflikt zu bearbeiten. Wenn freilich dadurch immer noch keine Lösung gefunden ist, muss der Betroffene die Folgen seines Verhaltens regelrecht spüren. In diesem Fall tun die Benediktiner etwas, was oft als Bestrafung missverstanden wurde: Der Mönch wurde aus der Gemeinschaft herausgenommen – nicht als Strafe, sondern um ihm die Möglichkeit zu geben, sich des Konfliktes bewusst zu werden, in dem er steht.

In der monastischen Tradition gibt es ein paar Grundregeln zur Bewältigung von Krisen, die sehr hilfreich sind. Wir fassen sie in vier Punkten zusammen:

- Jede Krise braucht ihren Raum und ihre Zeit. Ein kranker Mönch wurde zum Beispiel in einem gesonderten Raum behandelt, er blieb nicht in der Gemeinschaft. Dieses Prinzip lässt sich auch auf das »normale Leben« übertragen. Wenn jemand in einem schweren seelischen Konflikt steht, kann er ihn wahrscheinlich in seinem Alltag nicht bewältigen. Dieser Mensch braucht einen Raum außerhalb seines normalen Alltags – vielleicht durch einen vorübergehenden Rückzug in die eigenen vier Wände, durch einen Kuraufenthalt an einen fremden Ort, vielleicht auch in einer Klinik oder in einer Therapie.

- In diesem besonderen Raum muss sich der Betroffene eingehend mit seinem Konflikt befassen. Hilfreich ist es natürlich, wenn er Menschen hinzuzieht, die ihm freundschaftlich zur Seite stehen. Ein »Berater« kann eine andere, neue Perspektive zur Lösung der Krise aufzeigen, die der Betroffene für sich allein oft nicht sieht.

- Diejenigen, die an der Konfliktbewältigung beteiligt sind (in der Wirtschaft würde man von »Krisenmanagement« sprechen), müssen diskret und liebevoll sein, sonst wird zusätzliches Unheil angerichtet. Der Konflikt soll möglichst vertraulich behandelt werden, auch wenn das Thema gleichzeitig offen mit anderen bzw. mit der Gemeinschaft besprochen wird. Es ist eine Kunst und erfordert von allen viel Fingerspitzen-

gefühl, zu entscheiden, welche Teile des Konflikts offen angesprochen werden können – und welche Diskretion brauchen.

– Wenn alle Mittel zur Lösung des Konflikts ausgeschöpft sind,
ohne dass die Krise bewältigt ist, dann bleibt zuletzt die Frage:
Was ist in der Situation, wie sie ist, dem Leben förderlich –
und was wirkt zerstörerisch? Die Antwort darauf kann sein,
dass man – zum Beispiel in einer Ehe – die Trennung vollzieht, um auf die Dauer Schaden von sich und von anderen
abzuwenden.

Ein Konflikt wird oft nur gelöst, wenn alle Betroffenen ihre
Schuld einsehen und bereit sind zur Versöhnung. Jeder Mensch
kann schuldig werden – entscheidend ist, wie er mit seiner Schuld
umgeht. Jemanden, der verletzt wurde, um Verzeihung zu bitten,
sich mit ihm bedingungslos auszusöhnen, erfordert Mut – erst
recht in unserer Ellenbogengesellschaft, wo das Bitten um Verzeihung als Schwäche gilt. Das Eingestehen von Schuld wird als
Makel gesehen, der an einem haften bleibt.

In den Klöstern ging es nie um Schuldzuweisungen, wenn ein
Mönch etwas Verkehrtes getan hatte. Immer stand die Lösung des
Konflikts im Vordergrund – es wurde verziehen, vergeben, ver-
söhnt. Am Ende stand die Integration: Der Mönch sollte wieder in
Frieden mit sich selbst und in der Gemeinschaft leben können.

Dass heute viele Menschen, die Schuld auf sich geladen haben,
so schwer am Leben tragen und oft im Abseits bleiben, hängt auch
damit zusammen, dass sie ihre Schuld nicht eingestehen können
und für ihr falsches Handeln die Verantwortung nicht übernehmen wollen. Die Einsicht in die eigene Schuld und das Ver-
zeihen, auch sich selbst gegenüber, fallen ihnen zu schwer – und
damit ist die Rückkehr ins Leben versperrt.

Ein heikler Punkt bei der Konfliktbewältigung, auch in den
Klöstern, war immer auch die Buße. Die Bedeutung der Buße
steckt schon im Wort: Es bedeutet ursprünglich »Besserung«
oder »Veränderung« – es geht bei der Buße also nicht um Strafe!
Man darf eine Krise nicht einfach »abhaken«, sondern muss sich

um Besserung bemühen, damit ähnliche Konflikte in Zukunft vermieden werden. Deshalb ist Buße gar nicht leicht – sie erfordert nämlich, dass sich alle Betroffenen verändern. Sie können ihr Leben nicht mehr in gleicher Weise fortsetzen wie vorher, sonst reiht sich ein Konflikt an den anderen. Wer mit dem Auto dauernd zu schnell fährt und andere mit seinen riskanten Überholmanövern gefährdet, muss seinen Fahrstil ändern – das ständige Bezahlen von Strafzetteln löst sein Problem nicht. Deshalb ist Buße, also Verhaltensänderung, ein ganz wichtiger Bestandteil bei der Konfliktbewältigung. Aus der Krise kommt ein Mensch erst heraus, wenn er sein Leben verändert, indem er sich selbst eine neue Perspektive gibt. Und das ist dann der eigentliche Heilungsprozess.

Um überhaupt die Kraft zu haben, sich mit Krisen und Konflikten auseinander zu setzen, braucht der Mensch ein starkes spirituelles, religiöses Fundament, das ihm Sicherheit gibt – und diese Sicherheit kann nur aus einer Gottesbeziehung kommen. Deshalb hilft zur Bewältigung von Krisen auch das Gebet. »Jesus Christus, erbarme dich meiner« ist die einfachste Bitte um Hilfe in der Not, und dahinter steht eine tiefe Erkenntnis.

Das Gebet gibt dem, der mitten in einer Krise steckt, ein Gefühl der Sicherheit: dass er nicht allein und nicht von allen verlassen ist. Wenn bei den Benediktinern ein Mönch trotz aller Bemühungen seine Krise nicht lösen kann, dann beten seine Mitbrüder für ihn. Denn nicht nur das eigene Gebet ist hilfreich, sondern auch die Gebete der anderen tragen dazu bei, dass ein Konflikt bewältigt werden kann. Und das Gebet ist – richtig verstanden – immer eine Form der guten Beziehung zu Gott und den Menschen.

Von Verlust und Tod als Toren zum Leben

Bereits der Säugling erlebt bei der Geburt in gewisser Weise den Verlust seiner Mutter: Er verliert die Geborgenheit der Ursymbiose – aber gewinnt das Leben. Die Geburt ist wie der Tod. Im Laufe eines langen Lebens wiederholt sich die Erfahrung, dass man sich von Liebgewordenem trennen muss – und die letzte große Verlusterfahrung trifft den Menschen, wenn er sein irdisches Leben verliert. Aber auch der Tod ist eine Geburt.

In unserer Gesellschaft wird gerne von Erfolgen gesprochen, von Wachstum und Fortschritt, aber von Verlust redet kaum jemand. Offenbar wird Verlust als ein Makel betrachtet – egal, ob es sich um Geld handelt, um die Gesundheit, um verlorene Freunde. Dabei macht jeder fast täglich neue Verlusterfahrungen. Häufig erlebt man sich dabei als jemand, der am Leben scheitert, der sich erfolglos fühlt – und an seinem Selbstwert zweifelt. Man vergisst, dass Verlust und Verzicht zum Leben gehören. Die Natur zeigt, dass in jedem Verlust bereits der Keim für neues Leben liegt: Der Baum steht im Winter mit kahlen Ästen da, dann treibt er im Frühjahr seine Blüten aus – die er aber bald verliert, damit die Früchte wachsen können. Die Früchte werden reif – und er verliert sie, dann fallen die Blätter ab, und der Baum zieht sich zurück, bis er im nächsten Frühjahr wieder erwacht. ◂

Die meisten Menschen nehmen diesen Wandlungsprozess in der Natur und bei sich selber nicht wahr. Wer bewusst an diesem Werden und Vergehen teilnimmt, erlebt das Sterben in der Natur gleichzeitig als Keim neuen Lebens. Viele registrieren in unserer Gesellschaft zwar die materiellen Wachstumsprozesse sehr aufmerksam – mehr Geld, größeres Ansehen, Erfolge in Beruf und Sport –, aber die Verluste werden übersehen, ignoriert und verschwiegen.

Jeder Mensch verliert irgendwann seine Kindheit, seine Jugend und die Höhe seiner Jahre, wenn er alt wird. Er verliert Zähne und Haare, seine Kraft schwindet, Mitte sechzig ist sein Berufsleben in aller Regel zu Ende. Im Laufe der Jahre erlebt er den Tod der Eltern, es sterben Freunde, manchmal die eigenen Kinder, vielleicht verlässt ihn der Partner, Beziehungen enden, man ändert seine Sicht der Dinge und der Welt. Das ganze Leben besteht aus Verlusterfahrungen. Wer Verluste permanent vermeiden will, weil er sie als etwas Negatives ansieht, kann auf die Dauer nicht sinnvoll leben. Es ist geradezu paradox: Wer Verlusterfahrungen aus seinem Leben fernhält, der fördert sein Leben nicht, sondern zerstört es.

Der Tod ist die Keimzelle des Lebens. Diese Wahrheit vermittelt auch der christliche Glaube: Der Mensch muss sterben, sonst kann er nicht heil werden. Von den meisten Menschen wird der Tod heute jedoch nicht als eine Realität verstanden, die zum Leben gehört. Mit dieser letzten Verlusterfahrung wollen sie sich nicht bewusst auseinander setzen.

Um Verluste zu vermeiden, steigert man die eigenen Aktivitäten. Man glaubt, zusätzliche Anstrengungen könnten am ehesten verhindern, dass Verluste eintreten – an der Börse beobachtet man die Kurse im Minuten-Takt, unter der Pflege von Freundschaften versteht man ununterbrochene Einladungen und Partys, vor dem Verlust der Gesundheit sollen massenhaft geschluckte Pillen und Medikamente bewahren. Oder man verfolgt die gegenteilige Strategie, um Verlusten aus dem Weg zu gehen: Man resigniert, man zieht sich immer mehr zurück, verfällt in Lethargie oder wird depressiv.

Aber weder gesteigerte Aktivitäten noch der Rückzug in die Resignation sind geeignete Mittel, um im Leben mit Verlusten richtig umzugehen. Das Problem lässt sich nur spirituell lösen: Der Mensch muss sich wandeln. Der Wandlungsprozess betrifft nicht nur da und dort eine kleine Veränderung im Leben, sondern die völlige Wandlung des Menschen. Diesem Wandlungsprozess liegt ein doppeltes Prinzip zugrunde: Das Materielle beim Menschen muss sich immer mehr ins Geistige verwandeln – und der Geist muss Materie werden. Was vielleicht kompliziert klingt, ist ganz einfach: Während mit zunehmendem Alter der Körper allmählich abbaut, sollen der Geist und die Seele des Menschen wachsen. Der Mensch muss sein Leben mehr und mehr in einem spirituellen Zusammenhang sehen. Je älter er wird, desto mehr löst sich sein Haften an der Erde und

am Ich auf, alles wird leichter, der Mensch nimmt gewissermaßen ab. Aber im gleichen Maße, wie der Leib schwindet, läutert
sich der Mensch innerlich. Diese Wandlung der körperlichen
Existenz zum Geistigen ist die vielleicht größte spirituelle Erfahrung, die ein Mensch machen kann.

Andererseits sollen sich die Ideen eines Menschen, sein Glaube,
seine Weisheit umwandeln in Handlungen und Taten – so wird
der Geist zu Materie. Ein solcher Mensch stellt mit zunehmendem
Alter seine Gedanken vom Kopf auf die Füße. Am Ende seines
Lebens muss er nicht mehr versuchen, seinen materiellen Besitz
vermehren, sondern seine inneren Werte, seine Erkenntnisse,
Erfahrungen und seine Hoffnung in äußeren Handlungen zum
Ausdruck bringen. Diese seelisch-geistige Weiterentwicklung
geht einher mit dem voranschreitenden Verfall des Körpers – vermutlich bedingen die beiden gegenläufigen Entwicklungen
einander: Das geistige Wachstum wird gespeist vom Abbau des
Körpers. Und dieses Wachstum ist eine Entwicklung hin zum
Gesundsein und Gesundwerden.

Das gesamte monastische Leben ist auf diesen Prozess hin
ausgerichtet. Alles, was Mönche und Nonnen tun, was sie denken, wie sie leben, arbeiten und beten, dient dieser großen Wandlung im Leben. Verlust und Tod – als »ständige Begleiter« des
Vergänglichen haben sie sie ständig vor Augen. Verlusterfahrungen gehören in den Klöstern zu den wichtigsten Heilmitteln.
Wenn ein Benediktinermönch sich bei der »ewigen Profess«
mit einem Gelübde an den Orden bindet, dann geschieht dies
mit einem Ritual des Sterbens: Der Mönch liegt auf dem Boden,
über ihn wird das Leichentuch gebreitet – und dann steht er zum
neuen Leben auf.

Eine andere Todeserfahrung der Mönche geschieht beim Fasten. Jeder Mensch macht dabei eine Verlusterfahrung: Er isst
weniger, leistet Verzicht – und am Ende der Fastenzeit erfolgt die
Auferstehung. Solche Erfahrungen kann jeder im alltäglichen
Leben machen, wenn er sich bewusst Verzicht auferlegt. Man
kann auf eine Annehmlichkeit verzichten, vorübergehend viel-

leicht aufs Reden, auf eine Mahlzeit, auf die Erfüllung eines Kauf-
wunsches – oder man verzichtet auf seine Bewegungsfreiheit und
zieht sich für ein paar Tage in die Einsamkeit einer Klosterzelle
zurück: Es gibt viele Formen des Verzichts. Wer sich bewusst dem
Verlust aussetzt, lernt, ihn zu spüren. Auf diese Weise kann man
Verlusterfahrungen einüben – seien sie scheinbar auch noch so
gering. Und man fühlt sich hinterher gut, weil man sein Leben
gewonnen hat. Die Einübung in solche Erfahrungen gibt Lebenskraft und bewahrt vor Krankheiten, die aus einer ständigen Angst
vor Verlusten entstehen.

Wer sich einmal aus dem Alltag zurückzieht, um die Erfahrung
von Alleinsein und Einsamkeit zu machen, sollte sich vielleicht
einen Begleiter suchen, damit er nicht in allzu tiefe Traurigkeit
versinkt, sagt Benedikt. Begleiter für eine zeitweilige Klausur
kann ein Seelsorger sein, ein guter Freund oder jemand aus dem
Verwandtenkreis, zu dem man Vertrauen hat. Wichtig ist in jedem
Fall, dass man nicht aus Verbitterung auf etwas verzichtet, sondern es sehr bewusst tut und als Ziel die Erfahrung der Geburt
und des Lebens im Blick hat.

Nach einer Verlusterfahrung, zum Beispiel dann, wenn sich
Partner getrennt haben, ist es sinnvoll, wenn die beiden nicht im
alten Trott weiterleben, sondern ihren Rhythmus ändern. Solche
Änderungen können den Rhythmus von Schlafen und Wachsein
betreffen, von Bewegung und Ruhe, Spannung und Entspannung,
Arbeit und Pause, auch das Essen und Trinken.

Ganz wichtig im Zusammenhang mit Verlusterfahrungen ist
der Atem, das Lebensprinzip schlechthin. Den Atem beobachten,
auf ihn hören: In jedem Atemzug geschieht das Aufnehmen und
Abgeben, das ewige Kommen und Gehen, Erhalten und Verlieren,
Leben und Sterben. Das Ausatmen schenkt Pflanzen den Stoff
zu ihrem Leben – so wie der Mensch beim Einatmen den Sauerstoff aufnimmt, ohne den er nicht leben kann. Dieser Rhythmus
ist zugleich auch ein Symbol für Leben und Tod. Denn nach dem
letzten Atemzug kommt für den Menschen – in spiritueller Hinsicht – ein neues Einatmen jenseits des irdischen Lebens. Das

ganze Leben kann gewissermaßen als ein einziger Atemzug gesehen werden.

Eine weitere Einübung in Verlust- oder Todeserlebnisse ist es, sich den Tod bewusst als ständigen Begleiter vor Augen zu halten. Jeder kann sich die Frage stellen: Was bleibt von meinem Leben, von meinem Denken übrig, wenn ich alles Äußere verliere? Die meisten Menschen vertrauen nur auf die materiellen Dinge, mit denen sie ihr Leben gestalten. Sie können sich nicht vorstellen, dass all dies einmal weg ist. Schon beim Verlust von Kleinigkeiten geraten sie außer sich – kein Wunder, dass sie von der tiefsten Verlusterfahrung, nämlich dem eigenen Tod, nichts wissen wollen.

Besitz ist natürlich nichts Schlechtes, er ermöglicht das Leben – das gilt für materiellen Besitz ebenso wie für Beziehungen. Aber jeder weiß es intuitiv: Wer etwas besitzt, lebt mit dem Risiko, es zu verlieren. Deshalb ist innere Freiheit im Umgang mit Besitz wichtig. Das gilt besonders für materielle Dinge. Wer ständig in der Angst lebt, dass er sein Geld an der Börse verliert, wer krampfhaft festhält an seiner schönen Villa, an der neuen Limousine mit Chrom und Lack, kann auf die Dauer kein heiles Leben führen. Es ist kein Widerspruch zu geistigen Lebensprinzipien, wenn jemand ein großes Auto fährt oder viel Geld hat. Erst wenn man dem Besitz verhaftet ist, wenn man meint, ohne diese Dinge nicht mehr leben zu können, dann wird Besitz zum Verhängnis. Niemand muss sich von seinem Vermögen trennen und in Armut leben – im Gegenteil: Auch kluges Wirtschaften ist eine Tugend. Aber materiellem Vermögen wohnt eine geistige Dimension inne – es ist besser, man investiert in Projekte, hinter denen eine gute Idee steht und die den Menschen helfen, als dass man nur die reine Geldvermehrung anstrebt. Besitz sollte jedenfalls als ein Wert gesehen werden, an dem man nicht hängen darf. Zugespitzt gesagt: Ein Millionär, der an seinem Vermögen nicht klebt, wird besser leben als ein Bettler, der nicht bereit ist, seinen verschlissenen Mantel mit einem anderen zu teilen.

Wer sich im Leben an seinen Besitz klammert, wird auch in seiner Todesstunde nicht loslassen können. Er glaubt, alles zu verlieren – und bäumt sich mit letzter Kraft dagegen auf. Doch das Leben hört mit dem Tod nicht auf. Wer Vertrauen in seine unsterbliche Seele hat, kommt mit Verlusten im Leben besser zurecht als andere. Daraus erklärt sich auch die Gelassenheit, mit der Mönche und Nonnen durch ihr Leben gehen. Sie haben gelernt, mit Verlusten umzugehen – und sie haben durch ihren Glauben die Angst vor dem Tod verloren.

Als sich in einem bayerischen Kloster vor einigen Jahren der Ökonom zum Sterben niederlegte, sagte der Arzt zu dem Mönch, der die Krankenstation betreute, dass der alte Mann das Ende des Tages wohl nicht mehr erleben werde – und dass es richtig sei, ihm dies zu sagen. »Er hat es verdient«, meinte der Arzt, »dass man ihm sagt, wie es um ihn steht.« Der angesprochene Mönch übernahm den schweren Gang an das Krankenbett seines alten Bruders und versuchte auf möglichst einfühlsame Weise, ihm das nahende Ende begreiflich zu machen. Der Alte lauschte aufmerksam und friedlich den Worten. Dann war eine Zeitlang Stille. »Das bringt mich auch nicht um«, sagte er schließlich mit Ruhe und Gelassenheit (und mit Humor) – er hatte keine Angst vor dem Tod, weil er wusste, dass es der letzte mühsame Schritt war zu einem neuen Leben.

Vom Segen als einem Prinzip des Lebens

Der Segen ist ein Lebensprinzip. Aus biblischen Zeiten ist überliefert, dass ein Familienoberhaupt vor dem nahen Tod seinem ältesten Sohn den väterlichen Segen spendete, um seine Kraft an die kommenden Geschlechter weiterzugeben.

Segen wurde gespendet, um Menschen oder bestimmte Lebenssituationen zu wandeln und Gutes zu bewirken: das Gelingen der Arbeit, Schutz vor Unfällen, die Genesung von der Krankheit; im Segen wirkt die Kraft Gottes und der Menschen heilsam auf das Leben.

Der Segen hebt die Disharmonie im Menschen auf und bringt ihm das heilende Wirken Gottes. Er setzt den Menschen in Beziehung zu sich selber, zu anderen, zur Schöpfung und zu Gott: Zerbrochenes wird wieder heil, Krankes wird gesund, Niedergedrücktes wird aufgerichtet. Mit dem Verstand allein ist der Segen nicht zu begreifen, sondern nur mit dem Herzen. Denn im Segen wird der Mensch in seinem Innersten berührt. Deshalb gehört zum Segen auch die Haltung der Demut: Der Mensch erkennt, dass er nicht alles selber kann, sondern in seinem Leben auf Hilfe angewiesen ist – die er im Segen erbittet.

Die Mönche segnen geradezu alles. Sie beginnen ihre Gebetszeiten, ihre Arbeit und ihr Essen immer mit dem Segen, indem sie das Kreuz über sich selbst zeichnen, Gott um Hilfe anrufen, einzelne Menschen oder die Gemeinde am Schluss des Gottesdienstes segnen. Wenn sie ihr Kloster verließen, baten sie früher den Abt um den Segen – als Schutz und Wegbegleitung. Nach der Rückkehr ließen sie sich von ihm wieder segnen. Das ganze Kloster soll ein Segen sein, heißt es in der Regel des heiligen Benedikt.

Der Segen berührt den Menschen. Er kann nicht wirken, wenn man sich davon distanziert und ihn abwehrt. Der Segen stiftet eine Beziehung zwischen Gott und dem Menschen, zwischen Himmel und Erde, zwischen allen Gegensätzen. Deshalb muss auch der Segnende in diesen lebendigen Beziehungen stehen. Er macht sich durchlässig für die göttliche Kraft, die im Segen wirkt. Wer keine Beziehung hat zum Leid der Welt, zum Hilfe suchenden Menschen, zu Kindern oder Tieren – wer nicht mitten im Leben steht, Leid und Freude, Hoffnung und Trauer selber erfahren hat, der kann keinen Segen spenden.

Der Segen kommt nur bedingt von dem, der ihn erteilt, sondern vielmehr von Gott. Derjenige, der ihn spendet, muss in der Lage sein, die von Gott geschenkte Gnade nicht für sich zu behalten, sondern weiterzuleiten, sie durchströmen zu lassen zum Empfänger.

Wer den Segen erteilt und wer ihn empfängt, öffnet sich für etwas, das außerhalb von ihm liegt: für die göttliche Dimension.

Der Segen erreicht den, der gesegnet wird, am besten dann, wenn er dafür offen und bereit ist. Das ist vor allem bei Menschen der Fall, die krank sind oder – an Leib und Seele – verletzt wurden. Sie spüren intuitiv, dass ihnen der Segen hilft. Deshalb tut es ihnen so gut, wenn ihnen beim Segnen auch die Hände aufgelegt werden.

Der Gestus gehört ohnehin zum Segen, egal ob man jemandem die Hände auflegt oder sie über ihm ausbreitet, ob man ihn mit Weihwasser besprengt, mit Weihrauch beräuchert oder über ihn das Kreuzzeichen macht. Die Geste soll ausdrücken, dass man zu dem Menschen, der gesegnet wird, eine besondere Beziehung herstellt.

Viele meinen, nur Priester oder Mönche seien berechtigt, Menschen zu segnen. Nein – jeder, der offen ist, kann es tun. Der Vater kann sein Kind mit dem Kreuzzeichen auf die Stirne segnen, wenn es morgens das Haus verlässt, ein Mann segnet seinen kranken Freund, die junge Frau ihren Lebenspartner – immer wird die Gnade Gottes auf den Gesegneten übertragen. Den Segen kann man sich nicht verdienen, er ist ein Geschenk. Er heilt Wunden, beschützt das Leben, nimmt das Böse vom Menschen. Mit Gesten, Worten und Zeichen wird der gesegnete Mensch äußerlich und innerlich berührt und in einen neuen Zusammenhang gestellt. Sein alter Rhythmus wird aufgebrochen und erneuert, die göttliche Heilkraft stärkt sein Leben.

Jeder Mensch kann sich selber segnen – zum Beispiel, indem er bei sich das Kreuzzeichen macht, wenn er seine Wohnung verlässt oder wieder zurückkommt, oder indem er sich zwischendurch bekreuzigt. Das Kreuzzeichen ist eine besonders wirksame Geste des Segens. Man soll dabei ganz bewusst mit der Hand seine Stirne und den Bauch oder die Brust berühren, dann über die beiden Schultern das Kreuzzeichen ziehen und zu sich selber den Segen sprechen: »Im Namen des Vaters und des Sohnes und des Heiligen Geistes. Amen.« Man kann auch dieselben Worten sprechen und dabei mit dem Daumen je ein kleines Kreuzzeichen auf die Stirn, auf den Mund und aufs Herz machen. Viele erbitten bei der Selbstsegnung auch die Hilfe ihrer Schutzengel, durch die Gott wirkt.

Der Segen wird nicht nur Menschen erteilt. In vielen Gegenden ist es heute noch guter Brauch, dass man ein neues Haus, die neu bezogene Wohnung, die geernteten Heilkräuter, das Auto oder seine Tiere segnen lässt, damit über allem das heilende Wirken Gottes liegt. Ein Segensritual, mit Leib und Geist vollzogen, wird Beziehung stiften auf allen Ebenen im Menschen selbst, zwischen den Menschen – und zu Gott hin.

Benediktiner sind mit ihrem Namen dem Segen verpflichtet: *bene-dicere* heißt segnen, *Benedictes* ist der Gesegnete. Sie sind vom Wesen und von ihrer Berufung Gesegnete und werden – wenn sie ihr Leben und ihren Auftrag ernst nehmen und ihm treu bleiben – selber zum Segen. Ihr ganzes Leben, ihr Arbeiten und Beten hat das Ziel, ein Segen zu sein. Das gilt nicht nur für die Klostergemeinschaft und das Kloster, sondern für alle Menschen und für die ganze Welt. Jeder Mensch kann zum Segen und zum Heil werden, wenn er auf dem Weg der Gottessuche geht und durch Denken, Reden und Handeln Gutes tut.

Die Krankensalbung

Die Krankensalbung ist in der katholischen und in den orthodoxen Kirchen ein Sakrament, das Kranken und Altersschwachen gespendet wird, damit sie an Leib und Seele heil werden. Dieses Segensritual darf jedoch nur von Priestern vorgenommen werden und läuft nach einem festen Ritus ab. Die Krankensalbung beginnt mit einem Schuldbekenntnis, einer schweigenden Handauflegung und einem Lobpreis, dann salbt der Priester mit dem geweihten Öl Stirn, Brust und Hände (früher auch die Füße) des Kranken.

Die Krankensalbung wurde früher meist nur sterbenskranken Menschen gespendet (»letzte Ölung«) – dabei ist dieses Ritual in jeder Phase einer Krankheit heilsam. Deshalb ist es sinnvoll, dass man bei einem Leiden schon frühzeitig einen Priester um die Krankensalbung bittet – auch für Kinder. Und jeder weiß, wie gut eine Salbung mit Öl für Leib und Seele ist – auch dann, wenn sie ohne Ritual und ohne religiösem Hintergrund vollzogen wird. Mit einem Ritual, mit guten Gedanken und Gebeten wird diese Salbung umso heilsamer. Jeder kann eine solche Salbung vornehmen, wenn er selber durchlässig ist für das Wirken und den Segen Gottes.

Von gelingender Gemeinschaft

Um heil und gesund zu sein, braucht jeder Mensch Beziehungen und die Erfahrung einer Gemeinschaft. Er erlebt Beziehung schon im Mutterleib, dann in der Familie, in Freundschaften und in den alltäglichen Begegnungen mit Menschen. Auch wenn er als Einsiedler lebt, darf er das nur in dem Bewusstsein, dass er mit anderen und für andere Menschen existiert. Das haben die Mönche von Anfang an gewusst. Es gilt auch für den heiligen Benedikt, der ganz bewusst eine Gemeinschaft von Gottsuchenden wollte. Er verstand Gemeinschaft auch als Heilmittel: Eine heile, intakte Gemeinschaft ist wichtig für die Gesundheit des einzelnen Menschen – und sie wirkt auch heilend in die Gesellschaft als ganze hinein.

Der Grund für dieses Bedürfnis nach Gemeinschaft ist dabei aber nicht nur allein im Menschen zu suchen: Nach christlicher Überzeugung ist Gott selber Gemeinschaft. In ihm selbst ist Beziehung – und Beziehung ist Leben und Heil.

Wir wissen und spüren es, dass Isolation und das Entbehren von Gemeinschaft schwere Schäden an Leib und Seele nach sich zieht. Ein alltägliches Beispiel dafür ist die Erfahrung, dass Ehekrisen und Scheidungen zu physischen und psychischen Erkrankungen führen können. Psychologen wissen auch: Ein Mensch, der nie Geborgenheit erlebt, der beständig mit Verlustängsten konfrontiert ist, wird krank. Zu der Unfähigkeit, miteinander zu reden und sich mitzuteilen, kommt oft noch die Schwierigkeit hinzu, sich mit sich selbst und mit anderen auseinanderzusetzen. Wenn Vertrauen und Treue gebrochen werden, wenn ein Mensch – in sich selbst, oft mitten unter den Menschen – heimatlos geworden ist, wenn gemeinsame Erfahrungen nicht mehr möglich sind und kein lebendiger Austausch mehr stattfindet, dann ist dieser Mensch krank. Die Sehnsucht, mit anderen in Gemeinschaft und in Beziehung zu leben, ist auch die Sehnsucht, heil und gesund zu werden.

Erfahrungsgemäß ist es nicht leicht, mit sich selbst im Einklang zu leben. Genauso schwierig ist die Gemeinschaft mit anderen. Benedikt selbst hat diese Schwierigkeiten gesehen – und in seiner Regel formuliert. Für die Mitglieder seiner Gemeinschaft gibt es dort zwei Bezeichnungen: *monachus* und *frater*. *Monachus* ist, wörtlich genommen, jemand, der »allein lebt«, der für sich alleine sein kann, der mit sich selbst eins ist; *frater* heißt »Bruder«, der Mönch ist also zugleich ein Glied in der Kette, er lebt in der Gemeinschaft.

Nichts ist für einen Menschen schwerer zu ertragen, als nicht mit sich selber eins zu sein und deshalb nicht allein sein zu können. Ebenso schwer ist es aber, mit einem Menschen auszukommen, der sich ständig isoliert. Wer seine Individualität und seine »Originalität« nicht findet, bleibt pausenlos auf der Suche nach seinem eigenen Selbst. Er wird sich einerseits selber mit seinen Hoffnungen tyrannisieren und andererseits immer wieder enttäuscht werden; dadurch wird er für sich selbst und für andere zur Last. Deshalb ist es gut, dass es »Originale« gibt – sie dürfen weder innerhalb noch außerhalb des Klosters aussterben. Aber immer wieder zeigt sich auch die Schwierigkeit, Menschen anzunehmen und zu ertragen, die ihre Originalität und Individualität übertreiben. Wenn Individualität nicht beheimatet und integriert ist in einer Gemeinschaft mit anderen, hat sie keinen Bestand.

Die Verwurzelung in einer Gemeinschaft wird durch zwei Hauptgefahren bedroht. Die eine Gefahr ist die Isolation, in der jemand sich selber genügt und, um es einmal so auszudrücken, sein »Seelengärtlein« pflegt. Er kümmert sich ausschließlich um sich, die anderen sind ihm egal. Ein solcher Mensch kreist nur noch um sich selber, er spiegelt sich nur in sich selber, macht sich selbst zum Mittelpunkt – und verliert sich dadurch. Er ist nur daran interessiert, sich selbst zu retten. Der Mönch, den sich Benedikt in seiner Regel wünscht, denkt und handelt anders. Sein Zentrum ist Gott, nicht er selbst. Er verwirklicht in sich den Entwurf, den Gott von ihm hat.

Die andere Gefahr – nämlich die, dass man ständig auf der Flucht vor sich selbst ist und dadurch das Gleichgewicht verliert (und schließlich krank wird) – umschreibt Benedikt in seiner kurzen Skizze der Fehlformen des Mönchtums, die es zu seiner Zeit gab. Eine dieser Fehlformen nannte man damals »Sarabaiten«. »Diesen fehlt die Schule der Erfahrung«, schreibt Benedikt. »Sie haben sich nicht in der Zucht einer Regel bewährt wie das Gold im Feuerofen, sondern sind weich wie Blei. Durch ihre Taten halten sie immer noch der Welt die Treue und belügen offenkundig Gott mit ihrer Tonsur. Zu zweit, zu dritt oder auch allein leben sie ohne Hirten; statt in die Hürde des Herrn sind sie in ihre eigene eingesperrt und betrachten ihr eigenes Begehren und Behagen als ihr Gesetz. Sie nennen all das heilig, was sie selbst für gut und wichtig halten; was sie aber ablehnen, das gilt ihnen als verboten.« Und er spricht noch von einer anderen Gruppe von Mönchen, die ebenfalls ihre Entsprechung in unserer modernen Gesellschaft haben, den »Gyrovagen«. Über sie schreibt er: »Diese treiben sich ihr Leben lang in den verschiedenen Gegenden herum ... immer unstet, nie beständig, sind sie Sklaven ihres Eigenwillens und der Gaumenlust.«

Bei diesen Gruppen von Mönchen handelt es sich um Menschen, denen die lebendige Erfahrung fehlt. Sie reden zwar darüber, wie Menschsein gelingen kann, gehen aber selbst nicht in diese Erfahrung hinein. Es sind die, die »keine Regel« haben: Sie vermeiden beständig ihre eigene Mitte, ihr eigenes Selbstsein, sie lassen sich treiben und verfehlen sich so selbst. Und sie haben »keinen Hirten‹, also kein Du, kein Korrektiv, weil sie weder innere noch äußere Autorität anerkennen (und besitzen). Ohne ein Du bleibt der Mensch in sich selber eingesperrt. Zum Menschsein gehört wesentlich, dass man sich in einer Gemeinschaft erproben lässt, weil man sonst leicht sich selber und sein Leben belügt. »Die Wahrheit sagen wir uns nicht selber, sondern sie wird uns gesagt«, schreibt Antoine de Saint-Exupéry. Wenn ein Mensch nur um sich selber kreist, besteht die Gefahr, dass die eigene Gier zum Gesetz wird und dass heilig genannt wird, was man sich selber einbildet. Dann kann dieser Mensch unbeständig und Sklave seiner Launen werden.

Dieser Weg ist freilich eine schmale Gratwanderung: Nur dann, wenn ich mich mir selber und anderen zuneige, wenn ich mich und andere liebe, ist es möglich, in Beziehung zu anderen zu treten. Diese Beziehungsfähigkeit ist ein »Pfund«, ein wertvoller Schatz, der nicht von äußerer Schönheit oder vom Einkommen abhängt.

Es ist relativ einfach zu sehen, ob eine Gemeinschaft wirklich diesen Namen verdient. Man kann es daran erkennen, wie die Menschen miteinander essen, wie sie miteinander beten und wie sie ihre Arbeit und ihre freie Zeit miteinander verbringen. Essen und Beten, Arbeit und Freizeit werden so zu wesentlichen Elementen der Erfahrung von Gemeinschaft.

Die gemeinsame Erholungszeit im Kloster, die so genannte »Rekreation« (das »Wiederschöpfen« von neuen Kräften durch den Austausch untereinander), ist neben dem Gebet wahrscheinlich der entscheidende Raum des Gemeinschaftslebens. Dort, wo Menschen sich aus dem Weg gehen und sich isolieren, oft aus vielen »guten« Gründen, wird das Leben immer dünner und geringer.

Gemeinschaft zeichnet sich dadurch aus, dass Menschen fähig werden, miteinander und aufeinander zu hören. Nichts beeindruckt uns mehr als Menschen, die zweckfrei und vorbehaltlos aufeinander zugehen und liebevoll miteinander umgehen. Das erfordert freilich Rücksichtnahme – auf sich selber und auf andere, auch im Teilen des Alltags.

Wenn Menschen nicht mehr fähig sind, ihr Leben, ihre Gedanken und ihr Brot miteinander zu teilen, dann wird die Gefahr der Isolation groß. Um dieses »Teilen« zu verwirklichen, muss man sich selber berühren lassen und Zeit und Raum in eine Gemeinschaft investieren. Die Grundlage einer solchen Gemeinschaft könnte man »Geschwisterliebe« nennen. Diese Geschwisterliebe, die über Toleranz und Akzeptanz weit hinausgeht und die vorbehaltlose Annahme der Stärken und Schwächen der anderen mit sich bringt, stiftet Gemeinschaft und lässt die Menschen heil und gesund werden. Dabei ist es oft viel schwerer, einen Starken zu ertragen als einen Schwachen. Dem schwachen Menschen kann man helfen oder Hilfe anbieten, aber der Starke geht einem oft auf die Nerven. Die Geschwisterliebe aber rechnet mit beiden: mit dem Versagen, mit Schuld und Schwäche ebenso wie mit der Stärke und mit den Fähigkeiten des anderen. Gemeinschaftsleben, so wissen die Mönche, ist nur möglich mit größtmöglicher gegenseitiger Rücksichtnahme und unter Achtung der Individualität des Einzelnen. Dazu gehört auch die Achtung der Dynamik, die in einer Gemeinschaft herrscht.

Martin Buber sagt in seinem schönen Buch *Ich und dir.* »Ich brauche das Du, ich brauche den anderen Menschen, um Mensch werden zu können.« Benedikt spricht vom Weg der *humilitas,* der Demut. Er fordert Selbstlosigkeit und das Zurücknehmen des eigenen Ego. In einem Kloster, so sagt Benedikt, soll man in jedem Menschen – im Bruder, im Gast, im Alten und im Kranken – Jesus Christus erkennen. Wenn man mit dieser Einstellung auf den anderen zugeht, wird man ihm Hoffnung, Freude und Gesundheit geben können – und genauso wird man sie selber auch empfangen.

Klar ist: Die Bewältigung von Schwierigkeiten gelingt leichter mit anderen. Es ist eine jener allgemeinen Wahrheiten, die oft nicht mehr beachtet werden: Weil den Menschen der Mut und das Vertrauen fehlt zur Auseinandersetzung mit sich selber und mit anderen, geraten sie zunehmend in Isolation. Aber Auseinandersetzungen, auch physische und psychische Krankheiten können leichter bewältigt werden, wenn man zusammen mit anderen an der Lösung dieser Schwierigkeiten arbeitet. Jeder Mensch weiß: Wenn er ernstlich erkrankt ist, braucht er einen guten Arzt oder Therapeuten. Gemeinsam mit ihm werden Ursachen erkannt, Lösungen entwickelt – und wird die Gesundheit wiederhergestellt.

Gemeinschaft kann freilich nur dann wachsen und entstehen, wenn die Einzelnen ein gemeinsames Ziel haben, das über sie selbst und über materielle Inhalte hinausgeht. Das kann ein Ideal, eine Aufgabe, eine Bewegung sein. Wenn der Mensch nur in sich selbst verhaftet ist und eine Gruppe ausschließlich um sich selber kreist, wird Gemeinschaft nicht entstehen können. Denn eine Gemeinschaft ist mehr als die Summe ihrer Teile. Diese Erfahrung machen Menschen, die in einer wirklichen Gemeinschaft leben. Der Austausch, das gemeinsame Leben, die gemeinsame Bewältigung von Arbeit und Schwierigkeiten bringt eine neue, größere, sozusagen eine dritte Dimension in unsere Erfahrung. Und sicher nicht zuletzt deshalb suchen Menschen immer wieder nach Gemeinschaftserlebnissen.

Natürlich ist die Frage berechtigt, warum trotz dieses großen Grundbedürfnisses die Menschen nicht mehr miteinander leben wollen oder können. Die meisten wissen aus eigenen Erfahrungen, dass gerade dort, wo Menschen eng zusammenleben, leicht Hass entsteht und Streit ausbrechen kann. Dies geschieht vor allem dann, wenn Grenzen (eigene und fremde) missachtet werden. Dadurch werden auch die eigenen Fähigkeiten und Möglichkeiten zerstört. In vielen Fällen fehlt einfach das »Handwerkszeug« der Kommunikation. Aber wichtiger für die Fähigkeit, Grenzen zu achten, ist ein Bewusstsein der eigenen begrenzten Individualität und die Erfahrung des Geliebtseins und Angenommenwerdens – nicht nur durch Menschen, sondern auch von Gott her.

Damit Gemeinschaft und Individuum in gutem Verhältnis zueinander stehen, braucht es verbindliche Regeln. Die Erfahrung der Treue und der Stärke ist auch in Schwierigkeiten wichtig. Verbindliche Regeln haben nichts mit oberflächlichen Reglementierungen zu tun, sondern müssen aus einer gemeinsamen inneren Überzeugung und aus der Rückbindung an eine Ethik kommen. Dann bauen sie die Gemeinschaft auf. Solche Regeln müssen immer wieder auch neu reflektiert und verändert werden.

So wie der Leib mit seinen vielen Gliedern eine Einheit ist, so besteht auch die Seele aus vielen Facetten. Nur wenn alle Teile des Leibes wie in einer Gemeinschaft zusammenwirken, aufeinander Rücksicht nehmen, miteinander arbeiten und zueinander in einem guten Verhältnis stehen, wird Gemeinschaft, also ein gesunder Leib, möglich. Dabei geht es nicht allein darum, dass alles funktioniert, sondern vor allem auch darum, dass – auf allen Ebenen – die Erfahrung gemacht wird: Jeder Teil, jeder Mensch kann auf seine Weise einen wesentlichen Beitrag zu einem gemeinsamen, friedlichen Leben leisten.

Damit Menschen in Frieden leben können, muss es gelingen, den Segen einer Gemeinschaft nicht nur im kleinen individuellen Raum zu schaffen, sondern auch die Völker der Erde zu einer großen Weltgemeinschaft zu entwickeln. Kriege und Katastrophen sind wie Krankheiten in der großen Menschheitsfamilie. Für die Heilung dieser Krankheiten gelten die gleichen Regeln, die Benedikt für das gesunde Leben aufgezeigt hat.

Monastisches Leben kann also Modellfunktion haben: Benedikt und die alten Mönche wussten, wie viel Mühe und Sorgfalt aufgewendet werden muss, damit Gemeinschaft entstehen kann.

Vor allem braucht eine Gemeinschaft Raum und Zeit, in der sie gemeinsame Erfahrung machen kann. Regeln des Zusammenlebens und der Kommunikation helfen, in Sicherheit miteinander zu leben.

Entscheidend wichtig für das Gelingen einer Gemeinschaft ist eine Form der Konfliktlösung. Das bedeutet: Eine Gemeinschaft muss immer damit rechnen, dass in ihr Konflikte auftauchen. Nicht der entstandene Konflikt ist das Problem. Es kommt darauf an, wie er gelöst wird.

Genauso wie Gemeinschaft Intimität braucht, so braucht sie auch Offenheit – nach außen und nach innen. Nichts ist schwerer zu verkraften als eine Gemeinschaft, die Intimität oder Offenheit nicht kennt.

Die Schwierigkeit, eine Balance zwischen *Ich*, *Du* und *Wir* zu halten, ist eine der großen Herausforderungen jeder Gemeinschaft. Es geht nicht darum, die Individualität des Einzelnen zu zerstören, sondern darum, das Ego so weit zu reduzieren, dass man im Leben mit den anderen wahrhaft Mensch werden kann. Dann wird auch Gemeinschaft zu einem Medium der Gesundheit für den Einzelnen und wirkt heilend in die Gesellschaft hinein.

Zum Abschluss: Ein Gebet –
Über die Kunst der kleinen Schritte

Ich bitte nicht um Wunder und Visionen, Herr, sondern um Kraft
für den Alltag.

Lehre mich die Kunst der kleinen Schritte.

Mache mich findig und erfinderisch, um im täglichen Vielerlei
und Allerlei rechtzeitig meine Erkenntnisse und Erfahrungen
zu notieren, von denen ich betroffen bin.

Mache mich griffsicher in der richtigen Zeiteinteilung. Schenke
mir das Fingerspitzengefühl, um herauszufinden, was erst-
rangig und was zweitrangig ist.

Ich bitte um Kraft für Zucht und Maß, dass ich nicht durch das
Leben rutsche, sondern den Tageslauf vernünftig einteile, auf
Lichtblicke und Höhepunkte achte und wenigstens hin und
wieder Zeit finde für einen kulturellen Genuss.

Lass mich erkennen, dass Träume nicht weiterhelfen, weder über
die Vergangenheit noch über die Zukunft. Hilf mir, das
Nächste so gut wie möglich zu tun und die jetzige Stunde als
die wichtigste zu erkennen. Bewahre mich vor dem naiven
Glauben, es müsste im Leben alles glatt gehen. Schenke mir
die nüchterne Erkenntnis, dass Schwierigkeiten, Niederlagen,
Misserfolge, Rückschläge eine selbstverständliche Zugabe
zum Leben sind, durch die wir wachsen und reifen.

Erinnere mich daran, dass das Herz oft gegen den Verstand
streikt. Schicke mir im rechten Augenblick jemand, der den
Mut hat, mir die Wahrheit in Liebe zu sagen.

Ich möchte Dich und die anderen immer aussprechen lassen. Die
Wahrheit sagt man sich nicht selbst, sie wird einem gesagt.

Ich weiß, dass sich viele Probleme dadurch lösen, dass man nichts
tut. Gib, dass ich warten kann.

Du weißt, wie sehr wir der Freundschaft bedürfen. Gib, dass ich
diesem schönsten, schwierigsten, riskantesten und zartesten
Geschäft des Lebens gewachsen bin.

Verleihe mir die nötige Phantasie, im rechten Augenblick ein
   Päckchen Güte, mit oder ohne Worte, an der richtigen Stelle
   abzugeben. Mache aus mir einen Menschen, der einem Schiff
   mit Tiefgang gleicht, um auch die zu erreichen, die »unten«
   sind.
Bewahre mich vor der Angst, ich könnte das Leben versäumen.
   Gib mir nicht, was ich mir wünsche, sondern was ich
   brauche.
Lehre mich die Kunst der kleinen Schritte!

Nach Antoine de Saint-Exupéry